全国普通高等中医药院校药学类专业“十三五”规划教材（第二轮规划教材）

中药化学实验

（第2版）

（供药学、制药技术、制药工程、中药学及相关专业使用）

主　编　郭　力　康文艺

副主编　危　英　宋小妹　皮文霞　叶　强

编　者（以姓氏笔画为序）

尹　莲（南京中医药大学）
尹震花（黄河科技学院）
叶　强（成都中医药大学）
皮文霞（南京中医药大学）
危　英（贵阳中医学院）
刘劲松（安徽中医药大学）
李　鹏（澳门大学）
何细新（广州中医药大学）
宋小妹（陕西中医药大学）
陈建真（浙江中医药大学）
赵启铎（天津中医药大学）
赵钟祥（广州中医药大学）
昝俊峰（湖北中医药大学）
郭　力（成都中医药大学）
黄钰芳（甘肃中医药大学）
康文艺（河南大学）

中国健康传媒集团
中国医药科技出版社

内容提要

本书是“全国普通高等中医药院校药学类专业‘十三五’规划教材（第二轮规划教材）”之一，依照教育部相关文件和精神，根据本专业教学要求和课程特点，结合《中国药典》编写而成。全书包括两篇共7章，基础理论篇中主要介绍中药化学实验基本知识、基本技能和基本方法，基本方法中有提取分离方法、色谱方法、化合物纯度检查及结构鉴定和含量测定等内容。实验篇中按中药化学实验体系分为基本实验、设计性实验和综合性实验三个层次。以培养学生综合能力为主线，突出实验操作中重点和注意事项，使学生全面系统掌握中药化学实验原理、方法技能以及新技术和新方法。

本教材实用性强，主要供高等中医药院校药学、制药技术、制药工程、中药学及相关专业使用，也可作为医药行业考试与培训的参考用书。

图书在版编目（CIP）数据

中药化学实验／郭力，康文艺主编．—2版．—北京：中国医药科技出版社，2018.8

全国普通高等中医药院校药学类专业“十三五”规划教材（第二轮规划教材）

ISBN 978-7-5214-0278-0

Ⅰ.①中…　Ⅱ.①郭…②康…　Ⅲ.①中药化学-化学实验-中医学院-教材　Ⅳ.①R284-33

中国版本图书馆CIP数据核字（2018）第097883号

美术编辑　陈君杞

版式设计　诚达誉高

出版　**中国健康传媒集团**丨中国医药科技出版社

地址　北京市海淀区文慧园北路甲22号

邮编　100082

电话　发行：010-62227427　邮购：010-62236938

网址　www.cmstp.com

规格　889×1194mm　1/16

印张　9½

字数　232千字

初版　2015年7月第1版

版次　2018年8月第2版

印次　2021年4月第2次印刷

印刷　北京市密东印刷有限公司

经销　全国各地新华书店

书号　ISBN 978-7-5214-0278-0

定价　26.00元

全国普通高等中医药院校药学类专业“十三五”规划教材（第二轮规划教材）

编写委员会

全国普通高等中医药院校药学类专业“十三五”规划教材（第二轮规划教材）

出版说明

“全国普通高等中医药院校药学类‘十二五’规划教材”于2014年8月至2015年初由中国医药科技出版社陆续出版，自出版以来得到了各院校的广泛好评。为了更新知识、优化教材品种，使教材更好地服务于院校教学，同时为了更好地贯彻落实《国家中长期教育改革和发展规划纲要（2010-2020年）》《“十三五”国家药品安全规划》《中医药发展战略规划纲要（2016-2030年）》等文件精神，培养传承中医药文明，具备行业优势的复合型、创新型高等中医药院校药学类专业人才，在教育部、国家药品监督管理局的领导下，在“十二五”规划教材的基础上，中国健康传媒集团·中国医药科技出版社组织修订编写“全国普通高等中医药院校药学类专业‘十三五’规划教材（第二轮规划教材）”。

本轮教材建设，旨在适应学科发展和食品药品监管等新要求，进一步提升教材质量，更好地满足教学需求。本轮教材吸取了目前高等中医药教育发展成果，体现了涉药类学科的新进展、新方法、新标准；旨在构建具有行业特色、符合医药高等教育人才培养要求的教材建设模式，形成“政府指导、院校联办、出版社协办”的教材编写机制，最终打造我国普通高等中医药院校药学类专业核心教材、精品教材。

本轮教材包含47门，其中39门教材为新修订教材（第2版），《药理学思维导图与学习指导》为本轮新增加教材。本轮教材具有以下主要特点。

一、教材顺应当前教育改革形势，突出行业特色

教育改革，关键是更新教育理念，核心是改革人才培养体制，目的是提高人才培养水平。教材建设是高校教育的基础建设，发挥着提高人才培养质量的基础性作用。教材建设以服务人才培养为目标，以提高教材质量为核心，以创新教材建设的体制机制为突破口，以实施教材精品战略、加强教材分类指导、完善教材评价选用制度为着力点。为适应不同类型高等学校教学需要，需编写、出版不同风格和特色的教材。而药学类高等教育的人才培养，有鲜明的行业特点，符合应用型人才培养的条件。编写具有行业特色的规划教材，有利于培养高素质应用型、复合型、创新型人才，是高等医药院校教育教学改革的体现，是贯彻落实《国家中长期教育改革和发展规划纲要（2010-2020年）》的体现。

二、教材编写树立精品意识，强化实践技能培养，体现中医药院校学科发展特色

本轮教材建设对课程体系进行科学设计，整体优化；对上版教材中不合理的内容框架进行适当调整；内容（含法律法规、食品药品标准及相关学科知识、方法与技术等）上吐故纳新，实现了基础学科与专业学科紧密衔接，主干课程与相关课程合理配置的目标。编写过程注重突出中医药院校特色，适当融入中医药文化及知识，满足21世纪复合型人才培养的需要。

参与教材编写的专家以科学严谨的治学精神和认真负责的工作态度，以建设有特色的、教师易用、学生易学、教学互动、真正引领教学实践和改革的精品教材为目标，严把编写各个环节，确保教材建设质量。

三、坚持“三基、五性、三特定”的原则，与行业法规标准、执业标准有机结合

本轮教材修订编写将培养高等中医药院校应用型、复合型药学类专业人才必需的基本知识、基本理论、基本技能作为教材建设的主体框架，将体现教材的思想性、科学性、先进性、启发性、适用性作为教材建设灵魂，在教材内容上设立“要点导航”“重点小结”模块对其加以明确；使“三基、五性、三特定”有机融合，相互渗透，贯穿教材编写始终。并且，设立“知识拓展”“药师考点”等模块，与《国家执业药师资格考试考试大纲》和新版《药品生产质量管理规范》（GMP）、《药品经营管理质量规范》（GSP）紧密衔接，避免理论与实践脱节，教学与实际工作脱节。

四、创新教材呈现形式，书网融合，使教与学更便捷、更轻松

本轮教材全部为书网融合教材，即纸质教材与数字教材、配套教学资源、题库系统、数字化教学服务有机融合。通过“一书一码”的强关联，为读者提供全免费增值服务。按教材封底的提示激活教材后，读者可通过PC、手机阅读电子教材和配套课程资源，并可在线进行同步练习，实时反馈答案和解析。同时，读者也可以直接扫描书中二维码，阅读与教材内容关联的课程资源（“扫码学一学”，轻松学习PPT课件；“扫码练一练”，随时做题检测学习效果），从而丰富学习体验，使学习更便捷。教师可通过PC在线创建课程，与学生互动，开展在线课程内容定制、布置和批改作业、在线组织考试、讨论与答疑等教学活动，学生通过PC、手机均可实现在线作业、在线考试，提升学习效率，使教与学更轻松。此外，平台尚有数据分析、教学诊断等功能，可为教学研究与管理提供技术和数据支撑。

本套教材的修订编写得到了教育部、国家药品监督管理局相关领导、专家的大力支持和指导；得到了全国高等医药院校、部分医药企业、科研机构专家和教师的支持和积极参与，谨此，表示衷心的感谢！希望以教材建设为核心，为高等医药院校搭建长期的教学交流平台，对医药人才培养和教育教学改革产生积极的推动作用。同时精品教材的建设工作漫长而艰巨，希望各院校师生在教学过程中，及时提出宝贵的意见和建议，以便不断修订完善，更好地为药学教育事业发展和保障人民用药安全有效服务！

中国医药科技出版社

2018年6月

前　言

中药化学是一门实践性很强的学科，实验教学在中药化学课程中占有十分重要的地位。为了配合中药化学的教学，培养学生动手能力、创新能力，本书以提高综合能力为主线，内容上力求突出中医药特色，充分吸取先进实验技术和手段，并尽量体现现代中医药科技水平。

为了适应中药各专业的需要并考虑各院校的实验条件，同时保持本书的系统性、相对独立性和使用的方便性，全书内容包括上下两篇共七章。其中上篇基础理论篇中较为系统地介绍了中药化学实验“三基”，即基本知识、基本操作技能和基本操作方法，包括提取分离方法、色谱方法、化合物纯度检查及结构鉴定和含量测定等内容。下篇实验篇则分为验证型实验，根据中药有效成分的结构类型加以编写；同时加上设计性实验和综合性实验，全书共选编实验 22 个。这些实验多数被历届学生反复做过，实验内容以提取、分离和鉴定中药有效成分为重点，着力加强对学生的基本操作技能的训练，并且每一个实验都有一定数量的思考题，帮助同学们把所学的理论和实际相结合，提高分析问题和解决问题的能力。

考虑到教材既要适合教学计划的需要，又要让使用本教材的院校有选择的余地并对学生有一定的参考价值，因此，使用时可根据实际需要对实验内容加以取舍。

在本书编写过程中，得到了各兄弟院校有关同行的热情鼓励和支持，提出了很多宝贵意见和建议，在此一并表示衷心感谢！

尽管我们做了许多努力，但因编者水平和编写能力有限，不当之处在所难免，敬请广大师生和读者予以批评指正。

编　者

2018 年 6 月

目 录

上篇 基础理论篇

上篇

基础理论篇

第一章　中药化学实验的基础知识

第一节　中药化学实验课内容简介

中药化学实验课是中药学专业的一门重要课程，是运用现代科学理论与方法研究中药化学成分的一门学科。本实验课程的重点是根据化合物的化学结构、理化性质，分析设计提取分离流程，进行结构检识等。教学的目的不仅是以验证方式来强化理论教学内容，更重要的是培养学生思维与动手能力，使学生掌握系统的实验学知识、科学的实验方法，提高学生独立思考、解决实验课题的能力，在实践中培养学生严谨求实的科学态度和作风。

本教材的编写将中药化学实验体系分为三个层次：基本实验、综合性实验和设计性实验，即基本实验能力训练、综合能力训练和科研创新能力训练。基本实验主要训练学生的基本技能；综合性实验在于体现知识、能力、综合素质全面性；设计性实验主要培养学生独立思考、综合运用知识、创新等适应科研工作的能力。

第二节　中药化学实验注意事项

1. 每次实验前，必须认真预习本次实验内容，明确实验目的要求，了解实验的基本原理、方法和操作步骤，不得盲目进行实验。提前分析实验内容及步骤，认真准备好全部的试剂及相应仪器、工具，不懂或者有疑问的步骤和环节问清楚，重点难点做标识，做到心中有数；实验完毕及时分析。

2. 实验时准备好记录本、铅笔和格尺，及时记录每一实验时间应记录的内容，如原料的用量和实验过程中发生的现象、产品的数量和纯度、色谱分析结果、鉴别反应现象等，以做为正式报告的依据。

3. 实验过程中，应严肃认真、正确操作、仔细观察、虚心接受和尊重教师的指导。教师根据学生在实验过程中理论与实践的结合情况、能否正确操作与认真执行实验规则以及实验报告的填写情况来记分考核。

4. 实验所得产品，如不供下一次实验用，应注明品名、数量、组别、姓名等，并交给实验指导教师。

5. 实验规则

（1）实验室要保持整齐清洁，实验台不要乱放不需要的仪器、药品。火柴杆、废纸片等要放在固定的容器内，实验完毕后倒掉。废的强酸强碱不应倒在污水槽中，以免腐蚀下水管道，应倒入废液桶中，集中处理。

（2）实验时，不应谈论与实验无关的内容，要保持室内肃静。未经指导教师批准，不得擅自离开实验室。严禁在实验室吸烟、吃饭。

（3）实验药品、仪器均为国家财产，须节约爱护使用。挥发性有机溶剂用毕立即用瓶塞盖好。仪器若有破损，应立即报告指导教师，填写仪器破损单，按学校的赔偿制度处理。

（4）公共仪器及药品不得随意挪动，尤其不得任意拿到自己的桌面上，只能在原处使用，并应注意不可盖错试剂瓶塞，以免污染试剂。

（5）装有易燃性液体的瓶子必须远离火源。废的有机溶剂一律按照品种分别放在回收瓶中，不得倒入水槽，以免造成浪费和空气的污染。

（6）加热乙醇、乙醚、石油醚等易挥发可燃的液体时，不得用明火、直火，应使用装有冷凝管的烧瓶，并在水浴上进行加热。加热时应加入2~3小粒沸石或一端封死的毛细管，防止爆沸冲出。若在加热前未放沸石，则应冷却后再加。添加溶剂时应离开火源，稍冷后再添加，并应重新加入沸石。

（7）实验过程中如果着火，应立即用沙子或其他防火物品把火盖上，使其隔绝空气而熄灭。同时要迅速断电，扑灭火源并移走周围的物品。

（8）实验室内的电器设备，在熟悉使用方法及安全检查后方可使用，如烘箱、离心机、恒温水浴锅、真空干燥箱、电冰箱、紫外光灯、熔点测定仪等。不可贸然关闭电闸，以免损坏仪器和造成人身事故。

第三节　中药化学实验常用的试剂及性能

一、中药化学实验常用溶剂

1. 正己烷（n-Hexane）

分子式：C_6H_{14}。

性质：无色易挥发的液体，带有微弱的特殊气味，不溶于水，可溶于乙醇、丙酮、乙醚和三氯甲烷中。

注意事项：为一级易燃液体，应严格防火，防暴晒，应放置在阴凉处密封储存。

2. 环己烷（Cyclohexane）

分子式：C_6H_{12}。

性质：无色透明易燃液体，有汽油及柔和的乙醚样气味，易挥发，不溶于水，能溶于许多有机溶剂。可与乙醇、丙酮、乙醚、苯、四氯化碳相混溶。

注意事项：为一级易燃液体，过多吸入其蒸气对中枢神经系统有抑制及麻醉作用，同时对人体皮肤和黏膜有刺激性。

3. 苯（Benzol）

分子式：C_6H_6。

性质：无色透明液体，有强烈芳香气味。易燃，有毒。难溶于水，与甘油、乙二醇、乙醇、三氯甲烷、乙醚、四氯化碳、二硫化碳、丙酮、甲苯、二甲苯、冰醋酸、脂肪烃等大多有机物混溶。

注意事项：苯的蒸气有毒，它不仅能通过呼吸道对人体产生损害，也可通过皮肤直接渗入而吸收。为一级易燃液体，使用本品操作通风要良好。宜放置阴凉通风处，避免高温，注意防火、防爆。

4. 甲苯（Toluene）

分子式：C_7H_8。

性质：无色透明液体，有强烈芳香气味，易燃，燃烧时发出浓烟。不溶于水，与甲醇、乙醇、三氯甲烷、丙酮、乙醚、冰醋酸、苯等有机溶剂混溶。

注意事项：为一级易燃液体，对人体皮肤和黏膜的刺激性大，其蒸气对中枢神经的作用也很强烈。

5. 石油醚（Petroleum ether）

性质：无色透明液体，有煤油气味。不溶于水，与丙酮、乙醚、乙酸乙酯、苯、三氯甲烷及甲醇以上高级醇混溶。

注意事项：常用作有机高效溶剂、医药萃取剂、精细化工合成辅助剂，作为常压硅胶柱色谱的常用洗脱剂。(同时注意石油醚有不同沸程类型)

6. 二氯甲烷（Dichloromethane）

分子式：CH_2Cl_2。

性质：无色透明易挥发性液体，有刺激性芳香气味。与醇、醚、三氯甲烷、苯、二硫化碳等有机溶剂混溶。

注意事项：在使用时要注意通风和防止明火接触，与明火接触生成剧毒光气。

7. 三氯甲烷（Chloroform）

分子式：$CHCl_3$。

性质：无色易挥发具有甜味的难燃液体，微溶于水，与乙醇、乙醚、石油醚、卤代烃、四氯化碳、二硫化碳等混溶。

注意事项：本品为有机毒品，具有麻醉性，其蒸气刺激眼黏膜，慢性中毒损害肝、肾。应置于阴凉干燥、避光、隔热处保存。

8. 四氯化碳（Carbon Tetrachloride）

分子式：CCl_4。

性质：无色澄清液体，具有特殊气味，味甜，微溶于水，与醇、醚、石油醚、石油脑、冰醋酸、二硫化碳、氯代烃混溶。

注意事项：有毒，对心脏、肝、肾有严重的损害。使用时应注意通风，保持空气的流通。

9. 甲醇（Methanol）

分子式：CH_3OH。

性质：无色易燃液体，燃烧时呈暗蓝色火焰。与水、乙醚、醇、酯、卤代烃、苯、酮混溶。

注意事项：有毒，甲醇能被皮肤吸入和口腔吸入，引起积蓄性神经毒害作用。应储存于阴凉通风处，注意防火。

10. 乙醇（Ethanol）

分子式：C_2H_5OH。

性质：无色、透明、易挥发的液体。带有一定的醇香味。与水、乙醚、三氯甲烷、酯、烃类衍生物等有机溶剂混溶，是常用的溶剂。

注意事项：易燃液体，燃烧时发出淡蓝色火焰。蒸气与空气混合能形成爆炸性混合物，遇高热、明火有燃烧爆炸危险。着火时，用二氧化碳、干粉灭火器灭火。

11. 正丁醇（Butanol）

分子式：$CH_3(CH_2)_3OH$。

性质：无色液体，具有强的折光性，燃烧时发出明亮的火焰，味似杂醇油，具有刺激性，能与醇、醚、苯等混溶，微溶于水。

12. 丙三醇（Glycerol）

分子式：$CH_2(OH)CH_2(OH)CH_2OH$。

性质：无色黏稠，中性液体，味甜，吸潮。能与水、醇互溶，不溶于苯、三氯甲烷、四氯化碳和石油醚等。

注意事项：本品易燃，应注意防火安全。它与铬酸酐、氯酸钾和高锰酸钾等强氧化剂接触会引起爆炸。

13. 异丙醇（Isopropanol）

分子式：$CH_2CH(OH)CH_3$。

性质：无色、易燃液体，味苦，与水、乙醇、醚、二氯甲烷等互溶。

注意事项：遇明火高热易燃烧爆炸，其蒸气与空气能形成爆炸性化合物，储存过程中易产生过氧化物，使用前可用淀粉-碘化钾试验检验。

14. 乙醚（Ether）

分子式：$C_2H_5OC_2H_5$。

性质：无色液体，带有甜味和愉快气味。微溶于水，与醇、醚、石油醚、苯、三氯甲烷等多数有机溶剂混溶。

注意事项：其蒸气具有麻醉性，为高度易燃品。遇明火可发生爆炸。久藏的乙醚常含有少量过氧化物。

15. 四氢呋喃（Tetrahydrofuran，THF）

分子式：C_4H_8O。

性质：与水混溶，能很好地溶解于乙醇、乙醚、脂肪烃、芳香烃、氯化烃等。

注意事项：吸入蒸气及皮肤接触液体后皆可引起中毒，长期贮放在空气中，会氧化生成过氧化物。

16. 丙酮（Acetone）

分子式：CH_3COCH_3。

性质：无色挥发易燃液体，具有类似薄荷气味。能与水、醇、二甲基甲酰胺、三氯甲烷、醚及多种油类相混溶。

注意事项：本品极易燃烧，重视防火，着火时以二氧化碳、泡沫、黄沙等灭火。

17. 丁酮（Butanone）

分子式：$CH_3CH_2COCH_3$。

性质：无色挥发易燃液体，与醇、醚、苯等大多数有机溶剂混溶。

注意事项：本品与丙酮相似，极易燃烧。

18. 甲酸（Methanoic Acid）

分子式：HCOOH。

性质：无色液体，有辛辣的刺激味和较强的腐蚀性。常温下能与水、乙醇、乙醚和甘油任意混合，是一个较强的还原剂，在饱和脂肪酸中酸性最强。

注意事项：本品有较强的腐蚀性，具有渗透和刺激性。如不慎灼伤，可用大量水清洗，再用2%～4%碳酸氢钠溶液洗涤。

19. 醋酸（Acetic Acid）

分子式：CH_3COOH。

性质：无色透明液体，有刺激性酸味，无水醋酸在低温时凝固成冰状结晶，凝固时体积略有收缩，故称冰醋酸。与水、乙醇、乙醚、四氯化碳混溶，不溶于二硫化碳及 C_{12} 以上高级脂肪烃。

注意事项：醋酸蒸气有毒，并容易着火，在 10ppm 浓度条件下就能感觉对眼睛黏膜的损伤。

20. 三氟乙酸（Trifluoroacetic Acid）

分子式：CF_3COOH。

性质：无色液体，有吸湿性并有辛辣气味。与水、乙醇、乙醚、丙酮、苯、四氯化碳、己烷混溶。

注意事项：本品为有刺激性液体。

21. 醋酸酐（Acetic Anhydride）

分子式：$(CH_3CO)_2O$。

性质：无色液体，有强烈醋酸的刺激气味。易燃，有腐蚀性。缓慢地溶于水形成醋酸。醋酸酐在酸或碱的催化下，或在加热情况下，迅速水解生成醋酸。

注意事项：其蒸气对眼睛和皮肤的刺激性很大，经常接触易引起皮炎、慢性结膜炎。

22. 甲酸乙酯（Ethyl Formate）

分子式：$HCOOC_2H_5$。

性质：无色易挥发易燃液体。带有桃仁似的香气。部分溶于水，能与醇、醚等混溶。遇水则易分解生成甲酸。

注意事项：本品极易燃烧，贮存时间长的要注意密封问题，并测定其酸度，避免因水解产生的甲酸带来腐蚀问题。

23. 甲酸丁酯（Butyl Formate）

分子式：$HCOOC_4H_9$。

性质：几乎不溶于水，能与大多数有机溶剂混溶。

注意事项：本品极易燃，避免与明火接触。蒸气对眼、鼻、喉十分刺激。

24. 乙酸乙酯（Ethyl Acetate）

分子式：$CH_3COOC_2H_5$。

性质：无色透明易燃液体。具有特殊的果香气味。与醇、醚、三氯甲烷、丙酮、苯等大多数有机溶剂溶解。

注意事项：乙酸乙酯具挥发及可燃性，请远离火源并于通风处操作。

25. 苯胺（Aniline）

分子式：$C_6H_5NH_2$。

性质：油状液体，易燃，易随蒸气挥发。与乙醇、苯、三氯甲烷等有机溶剂混溶，呈弱碱性，一般用作显色剂和展开剂的溶剂。

注意事项：有毒，对人的毒害可由口入或呼吸和皮肤吸收引起。应密闭和避光保存。

26. 甲酰胺（Formamide）

分子式：$HCONH_2$。

性质：略微黏稠，无嗅、无色的液体，与水、醇、乙二醇、丙酮、醋酸、二氧六环、甘油、苯酚混溶，几乎不溶于脂肪烃、芳香烃、醚、卤代烃、氯苯、硝基苯等。一般用作实验中的展开剂，用于溶剂极性的调节。

27. *N*，*N*-二甲基甲酰胺（*N*，*N*-Dimethyl formamide）

性质：无色或微黄色液体，弱氨气味。与水、醇、醚、酮、不饱和烃、芳香烃等混溶，溶解能力强，故被称作万能的有机试剂。

注意事项：本品可燃，遇明火、高热或接触氧化剂，有发生燃烧的危险，蒸气有毒。

28. 乙腈（Acetonitrile）

分子式：CH_3CN。

性质：具有似醚气味的液体，燃烧时有明亮的火焰。与水、甲醇、乙酸甲酯、乙酸乙酯、丙酮、醚、三氯甲烷、四氯化碳、氯乙烯及各种不饱和烃混溶。

注意事项：本品易燃，注意安全防火。蒸气有毒，尽量在空气流通的环境下实验。

29. 吡啶（Pyridine）

分子式：C_5H_5N。

性质：可燃的无色液体，吸湿，具有强烈的、特殊的、令人讨厌的气味。与水、醇、醚、石油醚、苯、油类混溶。是许多有机化合物和无机化合物的优良溶剂。主要作为化合物的结晶溶剂和一些化合物核磁共振谱的溶解试剂。

注意事项：本品可引起中枢神经系统抑郁症，刺激皮肤和呼吸系统。可燃，注意防火。

30. 二甲基亚砜（Dimethyl Sulfoxide，DMSO）

分子式：$(CH_3)_2SO$。

性质：易于吸水的液体，既无气味又无颜色，略有苦味并有甜的回味。与水、甲醇、乙醇、乙二醇、甘油、乙醛、丙酮、乙酸乙酯、吡啶、芳烃混溶。

注意事项：主要用于蒽醌类、黄酮类、香豆素类等化合物做核磁共振谱的溶解试剂。

二、中药化学实验常用的鉴别试剂

1. 生物碱类 碘化汞钾试剂、碘化铋钾试剂、碘-碘化钾试剂、硅钨酸试剂、苦味酸试剂、雷氏铵盐。

2. 氨基酸、多肽、蛋白质类

（1）双缩脲反应试剂（NaOH、$CuSO_4$） 多肽、蛋白质。

（2）茚三酮反应试剂 氨基酸、多肽、蛋白质。

【注】①茚三酮试剂主要是多肽和氨基酸的显色剂，反应在1小时内稳定。试剂溶液pH以5~7为宜，必要时可加吡啶数滴或醋酸钠调整。②此反应非常灵敏，但有个别氨基酸不能呈紫色，而呈黄色，如脯氨酸。

（3）吲哚醌反应试剂 氨基酸。

3. 皂苷类

（1）泡沫反应试剂。

【注】常用的增溶剂吐温、司盘，振摇时均能产生持久性泡沫，同时在酸性和碱性条件下泡沫持续时间的长短，都要注意区别观察。

（2）溶血试验试剂 2%红细胞悬浮液。

【注】鞣质对血红细胞有凝集作用，干扰溶血试验的观察，应事先除去（可用聚酰胺粉吸附或用明胶沉淀）。

（3）Lieberman-Burchard反应试剂 醋酐-浓硫酸。

4. 糖和苷

（1）斐林试剂 硫酸铜、酒石酸钾钠。

【注】①如检液呈酸性，应先碱化。②此反应所产生的沉淀由于条件不同，其颜色也不同，质点小

的呈黄色，质点大的呈红色。有保持性胶体存在时，也常产生黄色沉淀。③样品中含有还原较强的醛、酮等及其他成分，或中药制剂中附加的抗氧剂；葡萄糖等均可显阳性反应。

（2）Molish 反应试剂　α-萘酚、浓硫酸。

【注】①苷的分子结构中含有糖基，一般属于单糖类，如葡萄糖、鼠李糖、半乳糖，但也有含二分子糖（双糖）或多分子糖（多糖）。在上述反应条件下，苷被水解成单糖，因此苷的萘酚试验，是分子中糖部分的反应。②由于此反应较为灵敏，如有微量滤纸纤维或中草药粉末存在于溶液中，都能产生上述反应。故滤过时应加注意。

5. 酚类和鞣质

（1）$FeCl_3$试剂。

【注】此反应如遇有矿酸或有机酸、醋酸盐等存在，能阻碍颜色的生成。硝基酚类对三氯化铁试剂无明显反应。

（2）三氯化铁-铁氰化钾试剂。

（3）香草醛-盐酸试剂（间苯二酚、间苯三酚）。

（4）重氮盐试剂　对硝基苯胺、亚硝酸钠。

6. 黄酮及其苷类

（1）盐酸-镁粉反应试剂　HCl-Mg。

【注】①此反应仅在化学结构中，第三位上带羟基的酮醇类显色较明显，而其他黄酮烷酮类均不甚明显。因此试验呈阴性反应时不能做出否定的结论，尚需结合其他实验再做结论。②试验应在醇中进行，水分多会影响颜色的生成。此反应较慢，有时需置水浴上加热，以促使反应的进行。

（2）三氯化铝反应试剂　$AlCl_3$。

（3）浓氨水反应试剂　NH_3。

7. 有机酸　溴酚蓝反应试剂（0.1%溴酚蓝试液）。

8. 甾体

（1）Lieberman-Burchard 反应试剂　醋酐、浓硫酸。

（2）三氯甲烷-浓硫酸反应试剂　三氯甲烷、浓硫酸。

（3）五氯化锑或三氯化锑反应试剂　$SbCl_3$或 $SbCl_5$。

9. 香豆素、内酯

（1）内酯环反应试剂　1% NaOH→澄清、2% HCl→混浊。

（2）异羟肟酸铁反应试剂　盐酸羟胺、KOH。

（3）重氮盐试剂　对硝基苯胺、亚硝酸钠。

10. 强心苷（五元不饱和内酯，甲型强心苷）

（1）Kedde 试剂　3,5-二硝基苯甲酸试液。

（2）Baljet 试剂　碱性苦味酸试液。

（3）Legal 试剂　亚硝酰铁氰化钠试液。

（4）K-K 反应　（$FeCl_3$、冰 HAc、浓 H_2SO_4）用于 α-去氧糖鉴别。

11. 蒽醌

（1）碱液反应试剂（NaOH、H_2O_2）。

（2）醋酸镁反应试剂。

12. 挥发油、油脂　磷钼酸反应试剂（5%磷钼酸溶液）。

第二章　中药化学实验的基本操作技能

第一节　中药化学实验常用玻璃仪器的操作技能

1. 抽滤瓶　主要用于减压条件下溶液及晶体的抽滤，除去溶液中不溶的杂质。使用时，先打开真空泵，再倒入要抽滤的样品；使用完后，应该先拔掉抽滤瓶上的抽气管，不可先关真空泵，这样容易引起倒流现象。

2. 布氏漏斗　主要用于固液分离使用。使用时，漏斗的滤纸要大小适宜，一般不能超过漏斗最大的内表面，滤纸最小要全部覆盖漏斗的小孔，以免滤液泄漏。用抽滤液湿润滤纸表面时，不能有气泡。

3. 分液漏斗　主要用于两两互不相溶液体的分层，常用在中药中极性不同化合物的萃取分离。使用时，特别要注意乳化现象的发生和解决。

4. 玻璃漏斗　主要用于常压下溶液中不溶杂质的去除。使用时，根据要过滤溶液的多少决定滤纸的大小，不能超过漏斗的顶部，倾倒滤液时要用玻棒引流。

5. 渗漉筒　主要用于在常温下根据溶剂的浓度差，对于遇热不稳定化合物提取的一种玻璃容器。装筒时，主要注意不能装得太紧，以免药材膨胀胀破渗漉筒；同时溶剂要有充分的浓度差。

6. 圆底烧瓶　主要用于中药材受热条件下在一定的溶媒中回流提取。使用时，要注意回流用的溶剂不能超过烧瓶最大体积的2/3。

7. 玻璃色谱柱　主要用于中药材中成分的分离纯化。有不同的规格，柱的直径与高度比为1∶10~1∶40，柱的大小视分离样品的量而定，一般能装样品的30~50倍量的吸附剂即可。

8. 薄层色谱板　主要用于中药成分的定性研究。根据使用的要求不同可以有不同的规格，用得最多的是10cm×20cm，板的表面和边缘要光滑、平整。

9. 薄层色谱缸　主要用于薄层板在一定的展开剂中展开。根据薄层板的大小有不同的规格；在中药定性研究薄层展开时，最好选用双槽薄层色谱缸，以便于溶剂的饱和。

10. 标本缸　主要用于糖的纸色谱鉴定。根据滤纸的长短可以选用不同的规格。

11. 显色瓶　主要用于薄层板展开后喷洒显色剂专用试剂瓶。显色时，主要要使显色试剂呈均匀的雾状喷出。

第二节　中药化学实验常用仪器设备的操作技能

1. 显微熔点测定仪

（1）用途　一种用于测定固体样品物质的熔点以确定其纯度的仪器。主要用于药物等有机化合物纯度检查等。

（2）使用注意事项　①对待测样品要进行干燥处理，或放在干燥缸内进行干燥，粉末要进行研细。②设定起始温度切勿超过仪器使用范围（<300℃），否则仪器将会损坏。③当测量未知熔点的物质时，先可以快速升温，然后在掌握所测物质的大致熔点后，再重复慢慢升温多测几次，取平均值。

2. 电子分析天平

（1）用途　满足实验室精确、稳定称量的质量分析要求的工具。

（2）使用注意事项　①开机前先插上电源，调整水准器，使仪器预热。②在称物体时，先后在普通天平称取重量，确定不超出电子分析天平称量范围，再将物体放在电子天平的称盘中，轻轻地拿，不使物体冲击称盘，避免传感器受冲击力，影响称量数值。③读数前必须关闭防尘罩的玻璃移门，保证称量准确。④严禁有腐蚀性的物品直接接触称盘及天平台板。

3. 电热恒温鼓风干燥箱

（1）用途　广泛用于实验室中的一般性烘焙、干燥、热处理及其他加热。

（2）使用注意事项　①干燥箱应安放平稳，周围无强烈震动及腐蚀性气体和易燃、易爆的化合物存在。②箱内不得放入易燃、易爆及腐蚀性物品。③箱内试样不能放得过挤，应留有足够的空气循环空间，排气阀应适当旋开。④取放物品时，切勿碰击感温探头，以免损坏感温探头，不能控制温度。⑤禁止超过额定温度范围使用，以免造成事故。

4. 紫外分析仪

（1）用途　本仪器在科学实验工作中为检测有紫外吸收物质的必要仪器。它还可用于药物生产和研究，薄层分析和纸色谱分析斑点和检测。

（2）使用注意事项　①灯开后，切勿自下而上直接观看滤色片，以免紫外光伤害眼睛。②仪器放于干燥处，勿受强烈震动。③避免用手直接接触灯管及滤色片，以免沾污造成失透现象。④滤光片应常用纱布沾上酒精或乙醚等有机溶剂擦干净。⑤紫外线灯管的寿命在500小时左右，因此用完后要及时关掉。

5. 循环水多用真空泵

（1）用途　用于蒸发、蒸馏、结晶、过滤、减压、升华等操作，是实验室的常用设备。

（2）使用注意事项　①保持水箱中的水质清洁，最长每周更换一次水，如水质污染严重，使用率高，可缩短更换水的时间。②抽真空作业，将需要抽真空的设备的抽气套管紧密套接于本机抽气嘴上，先开电源，再倒入要抽滤的液体。抽滤结束后，应该先拔下抽气套管，再关电源。

6. 薄层铺板器

（1）用途　主要用于不同的薄层色谱铺板使用，一般有3mm、4mm、5mm、6mm四个厚度规格。

（2）使用注意事项　①在铺板时，薄层板的厚度要均一，这样铺好的板才能均匀。②为避免铺好的板彼此不粘连，最好把铺好的板立即取下，在平整的桌面上轻轻抖动使其均匀。③使用的硅胶G应该充分搅拌均匀，赶尽气泡，必要的时候可以适当地加少量乙醇。

7. 离心机

（1）用途　主要用于固、液精制分离，分为高速离心和低速离心两种，一般低于5000转/分统称为低速离心机。

（2）使用注意事项　①离心前，要注意准确称量两对称样品的重量，基本上要相等，以免由于对称的样品重量不等引起噪音大，甚至引起机器的损坏。有时甚至出现安全事故。②开机时，转速的设定最好由慢到快，匀速上升，不能马上就设定到最大。

8. 超声波清洗器

（1）用途　主要用于中药材有效成分的提取、加速物质中有机成分溶于溶剂以及常用玻璃仪器的清洗。

（2）使用注意事项　①在超声提取中药材的过程中，注意超声频率、超声波作用时间、溶剂的选择及用量对提取率的影响。②超声波清洗器最好要经常换水，保持水质的干净。

第三章　中药化学实验的基本操作方法

第一节　中药化学成分的提取方法

中药的化学成分复杂，且多数有效成分含量较低。因此提取分离有效成分是中药化学研究的基础，常见的提取方法如下。

一、溶剂法

溶剂提取法是遵循“相似相溶”原理，根据被提取成分的溶解性能，选用合适的溶剂和方法从中药中提取所需成分的方法。当溶剂穿透药材细胞壁，溶解可溶性物质，形成细胞内外溶质浓度差，将中药中所需成分溶解出来，而对其他成分不溶或少溶。

1. 选择溶剂的依据　①溶剂对所提成分的溶解度大，对杂质溶解度小。②沸点适中，易回收。③经济、低毒和安全。

常见溶剂及亲脂性顺序为：石油醚>四氯化碳>苯>三氯甲烷>乙醚>乙酸乙酯>正丁醇>丙酮>乙醇>甲醇>水。

溶剂按极性大小可分成 3 类：水、亲水性溶剂和亲脂性溶剂。

（1）水　强极性，溶解极性较大的成分。其特点为价廉，安全，但提取物含杂质较多，不易纯化，加热时与淀粉成糊，难过滤，体积大，沸点高，不易浓缩，易霉变等。一般提取盐（无机盐、有机酸盐和生物碱盐）、糖（单糖和多糖）、氨基酸、蛋白质、鞣质和苷类等成分时可选择。

（2）亲水性溶剂　甲醇、乙醇和丙酮等。这类溶剂兼有水和亲脂性溶剂的特点，对药材细胞渗透能力强，溶解范围较广，可提取多种成分。毒性较小，但易燃。植物中大多数成分均可溶于醇，如苷、苷元、生物碱及其盐等均可选择此类溶剂进行提取。

（3）亲脂性溶剂　三氯甲烷、苯、石油醚和乙醚等极性较小的溶剂。此类溶剂溶解范围窄，选择性强，毒性大，价格昂贵，穿透组织的能力较弱。只用于提取极性较小的脂溶性成分，可选择性地除去亲水性杂质。

2. 选择提取方法的依据　主要根据药材所含成分的性质进行选择。

（1）浸渍法　用于不宜加热的药材提取，如有效成分遇热不稳定，含淀粉、树胶、果胶和黏液质较多的药材。该方法耗时长，效率低。

（2）渗漉法　也用于不宜加热的药材提取。该方法耗时较长，所用溶剂量较大，效率高于浸渍法。

（3）煎煮法　一般只用水做溶媒，效率较高，操作简便。但对于含挥发性成分、热不稳定性成分及含淀粉与树胶较多的药材提取不适用。

（4）回流提取　用有机溶剂做溶媒时常选择的方法。但此法需反复加热，易破坏热不稳定成分，且溶剂消耗量大，操作麻烦。

（5）连续回流提取　该法弥补了回流提取中溶剂消耗量大、操作麻烦的不足。在实验室中常采用索氏提取器进行。但药材提取时受热时间较长，因此含热不稳定成分的药材提取不宜采用。

二、水蒸气蒸馏法

水蒸气蒸馏法适用于能随水蒸气蒸馏而不被破坏的难溶于水的中药成分的提取。中药中的挥发油及一些具有挥发性的小分子化合物，如麻黄碱和烟碱等均可采用此法提取。

三、升华法

中药中有一些成分具有升华性，可采用升华法来提取。如茶叶中的咖啡因。该法简便易行，但在实践过程中常常升华不完全，产率较低，有时还伴有分解现象，因此较少采用。

四、超临界流体萃取法

超临界流体萃取法（supercritical fluid extraction，SFE）是近年来才用于中药化学成分提取的新技术，最初的研究主要应用于提取低极性或亲脂性的成分，如挥发油、卵磷脂类成分。随着夹带剂的选用，如今已开始用于中等极性甚至强极性有效成分的提取。因提取过程不用或少用有机溶剂，不污染环境，而受到人们的广泛重视。

超临界流体是指在临界温度和临界压力以上，介于气体和液体之间的流体。具有液体、气体双重特性，密度近似液体，易溶解成分，黏度近似气体，易扩散。所以溶解物质的能力较强。用超临界流体提取中药中成分的方法即超临界流体萃取法。

可以作为超临界流体萃取的物质很多，如 CO_2、NH_3、C_2H_6 和 CCl_2F_2 等。迄今为止，90% 以上的超临界萃取应用均使用 CO_2 为萃取剂。CO_2 变成超临界流体的条件温和，容易达到。CO_2 的临界温度为 31.4℃，临界压力为 7.37MPa。一般通过调节压力和温度改变超临界流体极性，以此增加对不同成分的溶解度。

该法主要用于脂溶性成分的提取，对极性成分的提取需要加入适当的夹带剂。常见的夹带剂有甲醇、乙醇、丙酮和乙腈等。目前在中药有效成分萃取技术领域，如生物碱、挥发油、苯丙素、黄酮、有机酸、苷类、萜类及天然色素等方面得到了广泛应用。

五、其他方法

（一）超声波提取技术

超声波提取（ultrasonic wave extraction，UWE）技术是利用超声波产生的高速、强烈的空化效应、机械振动和加热效应等多种作用来增大物质分子运动频率和速度，破坏药材细胞，增加溶剂穿透力，从而加速中药中有效成分进入溶剂，促进提取的进行。

超声波提取技术与回流提取、索氏提取等传统提取方法比较，具有无须高温、常压提取、提取效率高、提取时间短、能耗少、操作简便等优点。因此，在中药分析中已被广泛用于供试样品的提取。

（二）微波萃取技术

微波萃取技术（microwave extraction method，MAE）是利用微波能来提高萃取效率的一种新技术。微波是一种电磁波，以直线方式传播，并具有反射、折射和衍射等光学特性。微波遇到金属物质会被反射，但遇到非金属物质则能穿透或被吸收。其电场频率介于 300MHz~300GHz。微波是一种非电离的电磁辐射，被辐射物质的极性分子在微波电磁场中可快速转向并定向排列，由此产生的撕裂和相互摩擦将引起物质发热，即将电能转化为热能，从而产生强烈的热效应。因此，微波加热过程实质上是介质分子获得微波能并转化为热能的过程。

微波萃取技术的原理就是利用不同组分吸收微波能力的差异，使萃取体系中的某些组分被选择性加热，从而使得被萃取物质从体系中分离，进入到微波吸收能力相对较差的萃取剂中，达到提取目的。在微波萃取过程中，溶剂的极性对萃取效率有很大的影响。

微波萃取技术在中药成分提取领域中的优势在于：①选择性好。在微波萃取过程中，由于可对萃取物质中不同组分进行选择性地加热，因而能使目标物质直接从基体分离。②微波具有极强的穿透力，能使天然植物的细胞壁和细胞膜快速破碎，使萃取剂容易进入细胞内。③加热效率高，有利于萃取热不稳定物质，可以避免长时间高温引起样品的分解。微波萃取已用于天然脂肪、生物碱、皂苷、甾类、鞣质、萜类及挥发油等成分的提取。

（三）半仿生提取法

半仿生提取法（semi-bionic extraction method，SBE）是模仿口服药物在胃肠道的转运吸收过程，采用选定 pH 的酸性水和碱性水依次连续提取，其目的是提取含指标成分高的“活性混合物”。

半仿生提取法的主要优点是：①提取过程符合中医配伍的特点、临床用药的特点及口服药物在胃肠道转运吸收的特点。②在具体工艺选择上，既考虑活性混合成分又以单体成分作指标，这样不仅能充分发挥混合物的综合作用，又能利用单体成分控制中药制剂的质量。③有效成分损失少，成本低，生产周期短。

第二节　中药化学成分的分离方法

中药提取液浓缩后仍然是混合物，需要进一步分离纯化。具体采用何种方法需要根据中药的性质进行选择。常用的分离纯化方法介绍如下。

一、溶剂法

（一）一般溶剂法

通常将总提取物，选用 3 或 4 种不同极性的溶剂，由低极性到高极性分步进行提取分离，可以把不同极性的化合物依次分开。例如粉防己乙醇浸膏，碱化后可利用乙醚溶出脂溶性生物碱，再以冷苯处理溶出粉防己碱，与其结构类似的防己诺林碱由于连接的不是甲氧基而是 1 个隐性酚羟基，故不溶于冷苯从而实现分离。利用中草药中的化学成分在不同极性溶剂中溶解度不同进行分离纯化，是最常用的方法。

向中草药提取溶液中加入另一种溶剂，析出其中某些成分，或析出某些杂质，也是一种溶剂分离的方法。中草药的水提液中常含有树胶、黏液质、蛋白质和糊化淀粉等，可以加入一定量的乙醇，使这些不溶于乙醇的成分从溶液中沉淀析出，而达到与其他成分分离的目的。例如从白及水提取液中获得白及胶，可采用加乙醇沉淀法；从新鲜栝楼根汁中制取天花粉素，可滴入丙酮使分次沉淀析出。目前，提取多糖及多肽类化合物，多采用水溶解、浓缩、加乙醇或丙酮析出的办法。

此外，也可利用某些成分能在酸或碱中溶解，最后通过改变溶液的 pH，再形成不溶物析出以达到分离的目的，即酸溶碱沉法或碱溶酸沉法。例如内酯类化合物不溶于水，但遇碱开环生成羧酸盐溶于水，再加酸酸化后，又重新形成内酯环从溶液中析出，从而与其他杂质分离；生物碱一般不溶于水，遇酸生成盐而溶于水，再加碱碱化，又重新生成游离生物碱而析出。这些化合物可以利用与水不相混溶的有机溶剂进行萃取分离，还可利用酸碱度差异进一步分离，如酸性化合物可以分为强酸性、弱酸性和酚性3种，它们分别溶于碳酸氢钠、碳酸钠和氢氧化钠，借此可进行分离，即pH梯度萃取法。有些总生物碱，如长春碱和石蒜碱也可利用不同pH进行分离。但有些特殊情况，如酚性生物碱紫堇定碱（corydine）在氢氧化钠溶液中仍能被乙醚萃取出，蝙蝠葛碱（dauricine）在乙醚溶液中能被氢氧化钠溶液萃取出，而溶于三氯甲烷中则不能被氢氧化钠溶液萃取出；有些生物碱的盐类，如四氢掌叶防己碱盐酸盐在水溶液中仍能被三氯甲烷萃取出。

（二）两相溶剂萃取法

1. 萃取法 两相溶剂萃取法，是利用混合物中各成分在两种互不相溶的溶剂中分配系数不同而达到分离的方法。萃取时被分离成分在两相溶剂中的分配系数相差越大，则分离效率越高。如果水提取液中的有效成分是亲脂性的，一般多用亲脂性有机溶剂，如苯、三氯甲烷、环已烷或乙醚等进行萃取；如果有效成分偏于亲水性，在亲脂性溶剂中难溶解，就需要改用弱亲脂性的溶剂，如乙酸乙酯和正丁醇等，还可以在三氯甲烷和乙醚中加入适量乙醇或甲醇以增大其亲水性。提取黄酮类成分时，多用乙酸乙酯和水作两相萃取；提取亲水性强的皂苷则多选用正丁醇或异戊醇和水作两相萃取。不过，一般有机溶剂亲水性越强，与水作两相萃取的效果就越不好，因为能使较多的亲水性杂质伴随而出，对有效成分的进一步精制有很大影响。

两相溶剂萃取操作时注意以下方面。

（1）萃取时如果容易产生乳化现象，要避免猛烈振摇。可延长萃取时间；也可将乳化层分出，再用新溶剂萃取；或将乳化层抽滤，或将乳化层稍稍加热，或较长时间放置并不时旋转，令其自然分层。乳化现象较严重时，可以采用二相溶剂逆流连续萃取装置。

（2）水提取液的浓度最好在比重1.1~1.2之间，过稀则溶剂用量太大，过浓有效成分则较难溶出。

（3）溶剂与水溶液应保持一定的比例，第一次萃取时，溶剂用量要多一些，一般为水的1/3，以后的用量可以少一些，一般为1/4~1/6。

（4）一般萃取3~4次即可。但亲水性较大的成分如果不易转入有机溶剂层，须增加萃取次数，或改变萃取溶剂。

（5）萃取法所用设备，如为小量萃取，可在分液漏斗中进行；如系中量萃取，可在适当的下口瓶中进行。工业生产中大量萃取，多在密闭萃取罐内进行，用搅拌机搅拌一定时间，使两相溶液充分混合，再放置令其分层；有时将两相溶液喷雾混合，以增大接触面积，提高萃取效率。

2. 逆流连续萃取法 是一种连续的两相溶剂萃取法。其装置可具有一根、数根或更多的萃取管。管内用小瓷圈或小的不锈钢丝圈填充，以增加两相溶剂萃取时的接触面。例如，用三氯甲烷从川楝树皮的水浸液中分离川楝素，将三氯甲烷盛于萃取管内，而比重小的水提取浓缩液贮于高位容器内，开启活塞，则水浸液在高位压力下流入萃取管，遇瓷圈撞击而分散成细粒，使与三氯甲烷接触面增大。如果一种中草药的水浸液需要用比水轻的苯或乙酸乙酯等进行萃取，则需将水提浓缩液装在萃取管内，而苯和乙酸乙酯贮于高位容器内。萃取是否完全，可取样品用薄层色谱、纸色谱及显色反应或沉淀反应进行检查。

3. 逆流分配法 又称逆流分溶法、逆流分布法或反流分布法。逆流分配法与两相溶剂逆流连续萃取法原理一致，但加样量一定，并不断在一定容量的两相溶剂中，经多次移位萃取分配而达到混合物的分离。本法所采用的逆流分配仪是由若干乃至数百只管子组成。若无此仪器，小量萃取时可用分液漏斗代替。预先选择对混合物分离效果较好，即分配系数差异大的两种不相混溶的溶剂，并参考分配色谱的行为分析推断和选用溶剂系统，通过试验测知要经多少次的萃取移位而达到真正的分离。逆流分配法对于分离具有非常相似性质的混合物，往往可以取得良好的效果。但操作时间长，萃取管因机械振荡而易损坏，溶剂消耗多，故应用常受一定限制。

4. 液滴逆流分配法　又称液滴逆流色谱法，是在逆流分配法基础上改进的两相溶剂萃取法。对溶剂系统的选择基本同逆流分配法，但要求能在短时间内分离成两相，并可生成有效的液滴。由于流动相形成液滴，在细的分配萃取管中与固定相有效地接触、摩擦，不断形成新的表面，促进溶质在两相溶剂中的分配，故其分离效果往往比逆流分配法好。且不会产生乳化现象，用氮气驱动流动相，避免了被分离物质与大气中的氧气接触。本法必须选用能生成液滴的溶剂系统，且对高分子化合物的分离效果较差，处理样品量小（1g 以下），并要有一定设备。应用液滴逆流分配法曾有效地分离多种微量成分如柴胡皂苷、原小檗碱型季铵碱等。液滴逆流分配法的装置，近年来虽在不断改进，但装置和操作较繁。目前，对适用于逆流分配法进行分离的成分，可采用两相溶剂逆流连续萃取装置或分配柱色谱法进行。

二、沉淀法

沉淀法是在中草药提取液中加入某些沉淀剂使产生沉淀，以获得有效成分或除去杂质的方法。

1. 铅盐沉淀法　铅盐沉淀法是分离中草药中某些成分的经典方法之一。由于中性醋酸铅和碱式醋酸铅在水及醇溶液中，能与多种中草药成分生成难溶的铅盐或络盐沉淀，故可利用这种性质使有效成分与杂质分离。中性醋酸铅可与酸性物质或某些酚性化合物如有机酸、氨基酸、蛋白质、黏液质、鞣质、树脂、酸性皂苷、部分黄酮和花色苷等结合生成难溶性铅盐，因此，可用该法纯化这些化合物。中草药中能与碱式醋酸铅生成不溶性铅盐或络合物的范围更广。通常将中草药的水或醇提取液先加入醋酸铅浓溶液中，静置后滤出沉淀，并将沉淀洗液并入滤液，向滤液中加碱式醋酸铅饱和溶液至不产生沉淀为止，这样就可得到醋酸铅沉淀物、碱式醋酸铅沉淀物及母液 3 部分。然后将铅盐沉淀悬浮于新溶剂中，通入硫化氢气体，使分解并转为不溶性硫化铅而沉淀。硫化氢脱铅比较彻底，但溶液中可能存有多余的硫化氢，可以通入空气或二氧化碳让气泡带出多余的硫化氢气体，以免在处理溶液时参与化学反应。可用硫酸、磷酸、硫酸钠和磷酸钠等除铅，但硫酸铅和磷酸铅在水中仍有一定的溶解度，除铅不彻底。用阳离子交换树脂脱铅快而彻底，但要注意药液中某些有效成分的损失，同时树脂的再生也较困难。有时也可用新制备的氢氧化铅、氢氧化铝、氢氧化铜或碳酸铅、明矾等代替醋酸铅和碱式醋酸铅。例如在黄芩水煎液中加入明矾溶液，黄芩苷就与铝盐络合生成难溶于水的络合物而与杂质分离，这种络合物经水洗净就可直接供药用。

2. 试剂沉淀法　向中药提取物中加入特定的试剂可以使具有某种性质的成分沉淀析出。如在生物碱盐的溶液中，加入某些生物碱沉淀试剂，则生物碱会生成不溶性复盐而析出。又如橙皮苷、芦丁、黄芩苷和甘草皂苷均易溶于碱性溶液，当加入酸后可使之沉淀析出。某些蛋白质可以通过改变溶液的 pH 并利用其在等电点时溶解度最小的性质而使之沉淀析出。此外，还可以用明胶、蛋白溶液沉淀鞣质；胆甾醇也常用以沉淀洋地黄皂苷等。

三、分馏法

利用沸点的不同使互溶的液体混合成分分开的方法称为分馏法。通常沸点低的成分先蒸出，操作时收集特定沸程的成分，可使该成分与其他组分分离。如萜类化合物分离时，一般在 35℃～70℃/1333. 22Pa 被蒸馏出来的为单萜烯类化合物；70℃～100℃/1333. 22Pa 蒸馏出来的是单萜含氧化合物；80℃～110℃/1333. 22Pa 蒸馏出来的则是倍半萜烯及含氧化合物。为了避免分馏时某些成分发生分解，常采用减压操作。

一般情况下，液体混合物沸点相差100℃以上，将溶液反复多次蒸馏即可达到分离纯化的目的。如沸点相差在25℃以下，则需采用分馏柱，沸点相差越小，则需要的分流装置越精细。要很好地进行分馏，必须注意下列几点：①分馏一定要缓慢进行，控制好恒定的蒸馏速度（1~2滴/秒），这样可以得到比较好的分馏效果。②要使相当量的液体沿柱流回烧瓶，即要选择合适的回流比，使上升的气流和下降液体充分进行热交换，使易挥发组分尽可能上升，难挥发组分尽量下降，分馏效果更好。③减少分馏柱的热量损失和波动。柱的外围可用石棉绳包住，这样可以减少柱内热量的散发，减少风和室温的影响，同时也减少了热量的损失和波动，使加热均匀，分馏操作平稳地进行。

分子蒸馏技术是一项新的分离方法，它不同于传统蒸馏的原理，而是靠不同物质分子运动平均自由程的差别实现分离。液体混合物沿加热板流动并被继续加热时，轻、重分子会逸出液面而进入气相。由于轻、重分子的平均自由程不同，因此，不同的分子从液面逸出后移动的距离就不同。恰当地设置一块冷凝板，使轻分子达到冷凝板被冷凝排出，而重分子达不到冷凝板沿混合液排出，可以达到分离的目的。分子蒸馏需要真空度高、操作温度低和受热时间短，因此能较好地保护中药有效成分，适合于高沸点和热敏性及易氧化物料的分离，尤其是有效成分的活性对温度极为敏感的天然产物的分离，如玫瑰油和藿香油等。

四、盐析法

盐析法是在中药的水提液中，加入易溶于水的无机盐至一定浓度或达到饱和状态，使某些成分在水中的溶解度降低而析出，从而与水溶性的杂质分离。常用作盐析的无机盐有氯化钠、硫酸钠、硫酸镁和硫酸铵等。如在生产上、黄藤中提取掌叶防已碱，三颗针提取小檗碱，均采用氯化钠或硫酸铵盐析制备。有些成分如原白头翁素、麻黄碱和苦参碱等水溶性较大，在提取时亦往往先在水提取液中加入一定量的氯化钠，再用有机溶剂萃取。用水蒸气蒸馏法提取挥发油时，蒸馏出的水溶液中也常加入氯化钠，能降低挥发油组分在水中的溶解度，有利于有机溶剂萃取，提高提取率。许多大分子物质常用盐析法进行沉淀分离，特别是在粗提阶段，如蛋白质、多肽、多糖和核酸等，其中以蛋白质沉淀最为常见。

五、吸附法

利用某些多孔固体选择性地吸附流体中的一个或多个组分，从而使混合物分离的方法称为吸附法。操作过程包括吸附和解吸，它是分离和纯化气体或液体混合物的重要方法之一。在固体表面被吸附的组分称为吸附物或吸附质，多孔固体称为吸附剂。根据吸附原理的不同，可以分为物理吸附、半化学吸附和化学吸附。常见的吸附剂可分为两大类，一类是天然的吸附剂，如硅藻土、白土和天然沸石等；其吸附能力小，选择能力低，但价廉易得，常在简易加工精制中应用。另一类是人工制作的吸附剂，主要有活性炭、氧化铝、硅胶、合成沸石分子筛和有机树脂吸附剂等。

六、膜分离（透析）法

膜分离法是利用小分子物质在溶液中可透过半透膜，而大分子物质不能透过的性质，达到分离的方法。它是以选择性透过膜为分离介质，当膜两侧存在某种推动力（如压力差、浓度差和电位差等）时，气体或液体混合物中的组分选择性地透过膜，以达到分离、提纯和富集的目的。例如分离和纯化皂苷、蛋白质、多肽和多糖等物质时，可用膜分离法除去无机盐、单糖和双糖等杂质。反之也可将大分子的杂质留在半透膜内，而将小分子的物质通过半透膜进入膜外溶液中，达到分离精制的目的。分离膜按分离功能可分为微滤、超滤、纳滤和反渗透等几类（表3-1）。透析效果与膜的孔径和截留分子量的大小有关，选择时主要是根据被分离物的相对分子质量而定，另外还应注意膜材料的表面性质、膜表面的极性和溶液的pH等对膜的分离效率的影响。由于中药的黏度较大，高分子胶体物质较多，膜污染现象较严重。因此一般情况下，膜的截留分子量应选择稍大些。

利用膜分离法可以制备中药注射剂、口服液和高纯有效提取物等。肖文军等人采用微滤、超滤和纳滤集成技术从七叶参中提取皂苷取得了满意的效果。麻黄碱是麻黄的主要成分，王英采用超滤过程来提取麻黄，经过一次处理就可以得到麻黄碱98.1%，色素除去率达96.7%以上。

表3-1　各种膜分离方法适用范围

膜分离方法	分离目的	透过组分	截留组分
微滤	溶液脱离子，气体脱离子	溶液，气体	0.02~10μm粒子
超滤	溶液脱大分子，大分子溶液脱小分子，大分子分级	小分了溶液	1~20nm大分子溶液
纳滤	溶剂脱有机组分、高价离子，软化，浓缩，分离	溶剂，低价小分子溶质	1nm以上溶质
反渗透	溶液脱溶质，浓缩	溶剂	0.1~1nm小分子溶质
渗析	大分子溶液脱小分子，小分子溶液脱大分子	小分子溶液或较小的溶质	0.02~0.05μm
电渗析	溶液脱小离子，小离子溶液浓缩，小离子的分级	小离子组分	大离子和水
渗透蒸发	挥发性液体混合物分离	膜内易溶解组分，或易挥发组分	不易溶解或较大较难挥发物
乳化液膜	液体混合物或气体混合物分离，富集特殊组分脱除	高溶解度或能反应的组分	溶解部分

七、升华法

固体物质受热不经过液态直接变为气体，遇冷后又直接变为固体的过程，称为升华。中药中有一些成分如樟脑和咖啡因等具有升华的性质，可利用升华法提取分离。游离羟基蒽醌类成分、一些香豆素和有机酸等也具有升华的性质，如七叶内酯及苯甲酸等。升华法虽然简单易行，但中药炭化后，往往产生挥发性的焦油状物，黏附在升华物上，不易精制除去；其次，升华不完全，产率低，有时还伴随有分解现象，一般采用减压升华装置。中药成分一般可升华的很少。

在一定温度下，利用升华法从中药中获得某种化学成分，然后在显微镜下观察其形状、颜色以及应用其化学性质来鉴定中药的方法，称为微量升华法。如茶叶中的咖啡因，大黄、何首乌和决明子中的蒽醌化合物，牡丹皮和徐长卿根中的牡丹酚，薄荷中的薄荷脑和斑蝥中的斑蝥素等，都可用微量升华法确证。

八、结晶法

化合物由非晶形经过一定的操作形成晶体的过程称为结晶。初析出的结晶往往不纯，将晶体溶于溶剂或熔融以后，又重新从溶液或熔体中结晶的过程称为重结晶。它们都是利用混合物中各成分在某溶剂中的溶解度不同或者目标组分在某种溶剂中的溶解度随温度变化有明显差异（在较高温度下溶解度大，降低温度时溶解度小）从而实现分离提纯。

结晶和重结晶包括以下几个主要操作步骤。

（1）将被纯化的样品溶解于沸腾或将近沸腾的适宜溶剂中。

（2）将热溶液趁热过滤，除去不溶杂质。

（3）将滤液冷却，使结晶析出。

（4）滤出结晶，必要时用适宜的溶剂洗涤结晶。

溶剂是制备结晶的关键，选择时必须符合下面几个条件。

（1）不与被纯化物质起化学反应。

（2）在较高温度时对被提纯物质具有较大的溶解度而在室温或更低温度时只能溶解很少量。

（3）对杂质的溶解度非常大或非常小，前一种情况杂质留于母液内，后一种情况趁热过滤时杂质被滤除。

（4）溶剂的沸点不宜太低，也不宜过高。溶剂沸点过低时，制成溶液和冷却结晶两步操作温差小，固体物溶解度改变不大，影响收率，而且低沸点溶剂操作也不方便；溶剂沸点过高，附着于晶体表面的溶剂不易除去。

（5）能析出较好的结晶。常用于结晶的溶剂有甲醇、乙醇、丙酮、乙酸乙酯和吡啶等，多数情况用混合溶剂进行结晶。此外，结晶温度、搅拌速度、搅拌方式、过饱和度的选择、养晶的时间、溶媒滴加的方式和速率等对晶形都有影响。

九、色谱分离法

色谱分离法是中药化学成分研究过程中应用最为普遍的方法之一。它是根据样品在固定相和移动相之间的亲和力不同而进行分离的一种方法。具有分离效率高、快速和简便等特点，同时还可以通过不同色谱材料或进行各种色谱组合，以不同的分离原理和操作方式，达到对各种类型化学成分分离纯化及鉴别的目的。

色谱法根据色谱原理或色谱填料的不同，有吸附色谱、分配色谱、凝胶色谱、离子交换色谱和大孔吸附树脂色谱等；根据操作方式不同，有薄层色谱、纸色谱和柱色谱等。

（一）薄层色谱法

薄层色谱是在洗涤干净的玻板上均匀地涂一层吸附剂或支持剂，待干燥、活化后，将样品溶液用管口平整的毛细管滴加于距薄层板一端约 1cm 处的起点线上，晾干或吹干，置薄层板于盛有展开剂的展开槽内，浸入深度为 0.5cm，待展开剂前沿离顶端约 1cm 附近时，将色谱板取出，干燥后喷以显色剂，或在紫外灯下显色。由于色谱行为是在薄层板上进行的，所以称之为薄层色谱（或薄板色谱）。薄层色谱在中药化学成分、微生物发酵液、农药以及化学合成药物等的分离、鉴定方面具有广泛的应用。

薄层色谱根据色谱原理不同，有吸附色谱和分配色谱两种。吸附色谱常用的吸附剂有硅胶、氧化铝和聚酰胺等；分配色谱常用的支持剂有硅胶、纤维粉等。根据是否加黏合剂分可分为软板和硬板，此外，市场还有各种各样的商品色谱板出售。

1. 薄层色谱的吸附剂和支持剂 能用于柱色谱的各种吸附剂、支持剂，如硅胶、氧化铝、聚酰胺和纤维素等，通常均可用作薄层色谱的吸附剂或支持剂，其中以硅胶应用最为广泛。

硅胶是微酸性的吸附剂，适合于酸性物质和中性物质的分离，在应用上比氧化铝更为广泛。薄层色谱硅胶包括硅胶 G、硅胶 H、硅胶 HF_{254}、硅胶 $F_{254+366}$ 和硅胶 60HR 等。其中，硅胶 G 中含有 15% 的石膏，石膏是黏合剂；硅胶 H 不含石膏及其他有机黏合剂；硅胶 HF_{254} 与硅胶 H 一样，不含黏合剂，但它含有一种无机荧光粉，对 254nm 波长的紫外光有强力的吸收，并呈现很强的绿色荧光背景，适合于不易显色或用显色剂能引起化学变化或在紫外光下无荧光，但对 254nm 的紫外光有吸收的化合物的分离；硅胶 $HF_{254+366}$（Type60），与硅胶 HF_{254}一样，不含黏合剂，但含有分别对 254nm 和 366nm 紫外光有强力吸收的有机荧光粉，适合于不易显色或用显色剂能引起化学变化或在紫外光下无荧光，但对 254nm 和（或）366nm 的紫外光有吸收的化合物的分离；硅胶 60HR 是一种不含任何黏合剂的纯硅胶，适合于需要特别纯的薄层，如用于定量测定或光谱研究。

氧化铝是微碱性的吸附剂，较适合于碱性物质和中性物质的分离，特别对于生物碱的分离应用最为广泛。薄层色谱常用氧化铝有：氧化铝 G，含有石膏黏合剂；碱性氧化铝 H，具有一定的黏合力，但不含黏合剂；碱性氧化铝 HF_{254}，其含有的黏合剂和无机荧光粉，与硅胶 HF_{254}相同。软板使用的氧化铝颗粒应细于 140 目为宜。

聚酰胺色谱既有氢键吸附色谱的性质又有分配色谱的性质，故既可以用于酚酸类、醌类和芳香硝基类化合物的分离，又可以分离其他类型的化合物，特别对于酚酸类、醌类和芳香硝基类化合物的分离方面具有独到之处。反相薄层色谱和纤维素薄层色谱在分离极性较大的化合物方面具有非常明显的优势。目前，聚酰胺薄膜板和反相色谱板等都有商品销售。

2. 薄层色谱的一般操作程序和方法

（1）薄层色谱板的制备　就是将吸附剂或支持剂均匀地铺在玻璃板、塑料膜或铝箔上，使之成为薄层。所使用的板预先必须先用肥皂水或洗衣粉充分洗净，再用洗涤液浸泡，最后再用水洗涤，烘干，以保持薄层板表面的光滑、清洁。玻璃板的大小可有 4cm×20cm、20cm×20cm、10cm×10cm 等各种规格，可根据具体情况选用。

1）软板的制备：取一根直径为 3~5mm 的玻璃棒，在玻璃棒的两端各绕几圈胶布或线绳或塑料绳，胶布或线绳之间的距离视需制备的薄层的宽度而定，所绕的胶布的圈数视需制备薄层的厚度而定，常用的薄层厚度为 0.4~1mm。将干的吸附剂或支持剂撒布在玻璃板上，为防止玻璃棒推动时玻璃板移动，将玻璃板的一端固定，然后按图 3-1 所示，用玻璃棒压在玻璃板上，将吸附剂或支持剂顺着一个方向推动，即成薄层。这样制成的薄层必须光滑、平整、厚度均匀，才能获得良好的分离效果。比较方便的方法是，用厚度为 0.4mm 的铜片两块，套在玻璃棒外成环形，以螺丝帽固定两个铜片间的距离。

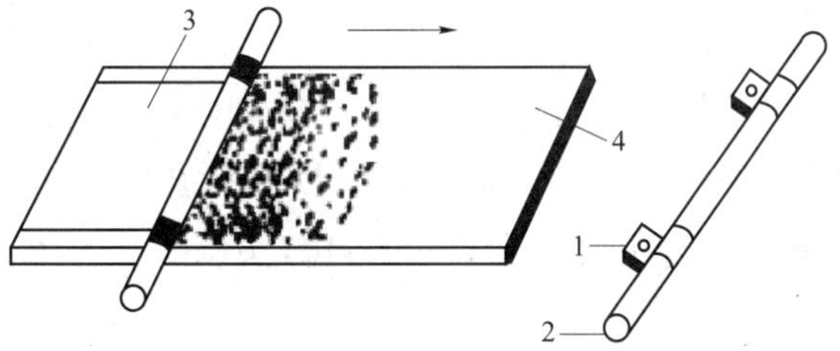

图 3-1　软板制备示意图

1. 铜环（或胶布）；2. 玻璃管；3. 吸附剂；4. 玻璃板

氧化铝和硅胶都可以采用上述干法铺成软板。

2）硬板的制备

①硅胶硬板制备：称取市售的吸附剂硅胶 G 或硅胶 GF_{254} 30g，置于乳钵中或锥形瓶中，加入蒸馏水 60~90ml，调成均匀的糊状，取适量倒在玻璃板上，用玻璃棒涂匀，轻轻敲击玻璃板，使薄层表面平坦光滑，然后将其放置在水平台上，室温干燥后进行活化。在进行分配色谱时，因硅胶中含有的水分起着固定相的作用，因此不需要活化，在室温中干燥 12~14 小时后即可使用。硅胶 H 和含有荧光剂的硅胶 H，加入蒸馏水 3~4 倍，研磨大约 2 分钟，因其中不含有石膏，故涂铺时间不受限制，通常在

120℃加热活化1小时即可。

②氧化铝硬板制备：称取市售的吸附剂氧化铝G 25g（含有5%的煅石膏），置于乳钵中或锥形瓶中，加入蒸馏水50ml，调成均匀的糊状，其余同硅胶色谱。室温干燥后，置烘箱中在200℃~220℃活化4小时，即得活度为Ⅱ级的氧化铝薄层色谱板；在150℃~160℃活化4小时，可得活度为Ⅲ~Ⅳ级的氧化铝薄层色谱板。

羧甲基纤维素钠（CMC-Na）是各类薄层色谱板常用的黏合剂，常用的浓度为0.3%~0.5%。取薄层色谱用硅胶颗粒30g（氧化铝则取50g），加入100ml 0.5%的CMC-Na水溶液，调制成糊状涂铺即可。用CMC-Na作黏合剂铺成的薄层色谱板较硅胶G铺成的薄层色谱板硬，便于在薄层色谱板上涂写标记。

通常应将制备好或经过处理而待用的薄层色谱板储存于干燥器中，以免在放置过程中吸收空气中的湿气，从而降低活性而影响实验的重现性。

（2）点样　先将被分离的物质用适当的溶剂溶解，将其配成约为5%的溶液，使用时再用适当的溶剂将其稀释成0.01%~1%的浓度。对于定性分析，可采用管口平整、内径为0.5mm左右的玻璃毛细管点样，点样位置距离薄层下端1~1.5cm处，每次加样后，原点扩散直径不要超过2~3mm。如果一次加样量不够，可在溶剂挥发以后，重复点样。定量分析，为了保证加样的准确性，则用微量注射器点样。

在一块薄层上如果需要点几个样品时，样品的间隔在0.5~1cm为宜，而且各斑点需要点在同一水平线上。

（3）展开　薄层色谱展开应在密闭器皿中进行，根据色谱板的大小选用不同的器皿。色谱板在展开前需要预先在色谱缸内放置一定时间，使溶剂的蒸汽达到饱和后再行展开，以避免边缘效应，同时还可缩短展开时间。

薄层色谱的展开方式有上行、下行、单向、双向、多次和径向等多种方式。一般上行法较常用，但软板只能用近水平方式展开。硬板可以近垂直的方式放在标本缸内。展开时，将点有样品的薄层色谱板一端浸入展开剂中深达0.5cm左右，切勿使展开剂浸没到样品斑点。当展开剂的前沿到达色谱板的3/4高度时，即可取出。将薄层色谱板露置在空气中，使溶剂自然挥发干燥，硬板可用热风吹干或烘干。

（4）显色　展开结束后，先在日光下观察有无色斑出现，然后再在紫外光下观察有无荧光斑点和/或对紫外光有吸收的暗斑，用小针在薄层色谱板上划出斑点的位置，最后再用显色剂显色。硬板的显色即以显色剂直接喷洒的方式显色，必要时尚需加热到一定温度方能显色。软板因不加黏合剂，如直接喷洒显色剂，往往会将吸附剂吹散，故常采用喷雾法、碘蒸气法、压板法和侧吮法等方法显色，详细内容参考其他专著。

（5）比移值（R_f值）测定　样品经色谱分离后，某成分从原点至该成分斑点中心的距离与从原点至展开剂前沿的距离的比值称为该成分的比移值（R_f值）。化合物的比移值与所用的吸附剂或支持剂的类型、规格及活度，展开剂的极性、组成及溶剂的纯度等实验条件有关，因此对于某成分的鉴定常采用样品与化学对照品共薄层的方法来进行。

$$\text{比移值}（R_f\text{值}）=\frac{\text{原点至色谱斑点中心的距离}}{\text{原点至展开剂前沿的距离}}$$

（二）纸色谱

纸色谱是以滤纸作为支持剂，用一定的溶剂系统展开而达到分离、分析目的的一种分离鉴别方法。分离原理为分配色谱原理。其中纸上吸附的水为固定相，与水不相混溶的有机溶剂为展开剂，展开剂在纸上徐徐移动，被分离物质在固定相与展开剂之间不断地进行分配。化合物不同，其在两相溶剂间的分配系数也就不同，因而在滤纸上的移动速度也不同，故可以使不同的化合物在纸色谱上得到分离。对于特定的物质，在一定的条件和溶剂系统中其分配系数是一个常数，故纸色谱与薄层色谱一样，被分离物质在一定的条件和溶剂系统中也有它固定的比移值。其比移值的计算方法与薄层色谱相同。

纸色谱法具有样品用量少、操作简单、不需要特殊设备和分离效果较好等特点。对于某些极性较大的化合物如氨基酸、单糖等成分，纸色谱是一种有效的分析分离鉴定手段。纸色谱的一般操作程序如下：

（1）滤纸的选择和处理　色谱用的滤纸必须符合下列要求：①纸的质地必须均匀，对光检查时光度相同。全纸平整无折痕，展开后区带集中，溶剂前沿平直。②必须具有一定的纯度，展开后不形成棕色前沿、鬼斑和条痕等。③必须具有一定的机械强度，被溶剂润湿后，仍能悬挂或站立。④滤纸纤维松紧适宜，厚薄适中，展开剂移动的速度适当。

滤纸的选择要结合展开剂来考虑，以丁醇为主的溶剂系统黏度较大，展开速度慢；以石油醚或三氯甲烷为主的溶剂系统展开速度较快。可根据实验要求来选择快速、中速或慢速的滤纸。一般情况下，以中速滤纸使用较多。滤纸的厚薄，一般鉴定用较薄的滤纸，定量和制备用厚质的滤纸。市售色谱用的滤纸，基本上能符合上述要求，国产色谱用滤纸的性能和规格见表 3-2。

表 3-2　国产色谱用滤纸的性能和规格

型号	标准（g/m）	厚度（mm）	吸水性（半小时内水上升高度，mm）	性能	灰分	备注
1	90	0.17	150～120	快速	0.08	
2	90	0.16	120～91	中速	0.08	相当于华德门 1 号
3	90	0.15	90～60	慢速	0.08	
4	180	0.34	151～121	快速	0.08	
5	180	0.32	120～91	中速	0.08	相当于华德门 3 号
6	180	0.30	90～60	慢速	0.08	

（2）展开方式　纸色谱的操作按溶剂展开的方式不同，可分为上行、下行和径向三种方式。以上行法最为普遍。上行法又可分为单向展开和双向展开两种。一般对于成分较简单的样品，单向展开已能达到分离的目的；而对于成分较为复杂的样品，由于其中某些斑点的重叠，必须进行双向展开。即先以一种溶剂系统展开后，再以另一种溶剂系统于其垂直方向作第二次展开，即得双向色谱图。

一般纸色谱的用具，如果是单向向上展开，且分离的是一种或两种样品，常用长20～30cm 的滤纸条，悬在色谱管中进行。如果分离多种样品，可将适当大小的滤纸卷成圆筒形，放在色谱缸中进行。在下行展开中，由于溶剂从上至下连续流动展开，斑点移动距离较大，故一些比移值比较接近的成分用此方法往往能得到比较满意的分离效果。下行展开所用的仪器装置见图 3-2。

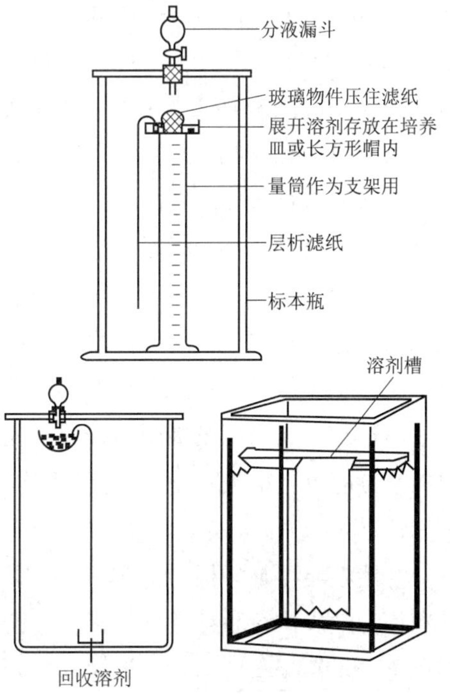

图 3-2　下行展开仪器

径向展开是将滤纸剪成适当大小的圆形，圆心打一个小孔，以供插入滤纸灯芯之用。滤纸放在盛有溶剂的培养皿上，纸灯芯插入溶剂中，上盖同样大小的培养皿进行展开。

（3）点样　先将样品溶解于适当的溶剂中，取一张长 20~30cm 的滤纸条，用毛细管吸取样品溶液点于距离滤纸底边约 2cm 的起始线上，此点称为原点。各点间的距离约 2cm，原点的直径不要超过 5mm。对于样品浓度较稀的溶液，可以反复多点几次。为了控制斑点的大小，可以待溶剂挥发后再点第二次。

双向展开常用方形滤纸，点样时，先在滤纸的相邻两边各划一条底线，相交于一点即为原点。在此点上点加样品溶液，用一种展开剂沿着一个方向展开，获得一个色谱。然后挥发除尽展开剂，再用另一种展开剂沿着与第一次相垂直的方向展开，得到另一个方向的色谱图。

径向展开常用圆形滤纸，样品溶液点于离圆心 1~2cm 的同心圆周上。

（4）展开和显色　先将选好的展开剂放于色谱管或色谱缸中，等候片刻，使容器内的空气被溶剂蒸气所饱和，然后将滤纸插入展开剂中展开，展开剂的液面应在起始线下至少 1cm。

展开结束后，取出滤纸，标记展开剂到达前沿画线，阴干或吹干；然后先在紫外灯下观察有无荧光斑点，并记录其颜色、荧光强度和斑点的位置，再喷洒适当的显色剂，找出斑点的位置，计算各化合物的比移值。

（三）柱色谱

柱色谱法又称柱层析，是固定相装于柱内，流动相为液体，样品沿竖直方向由上而下移动而达到分离的色谱法。它既区别于用于分离分析的 GC 和 HPLC 法，也区别于样品在平面形固定相内移动的纸色谱和薄层色谱法。本法主要用于分离，有时也起到浓缩富集作用。根据柱色谱填料或原理不同，可分为吸附色谱、分配色谱、离子交换色谱、凝胶色谱等。

1. 吸附柱色谱　吸附柱色谱通常在玻璃管中填入表面积很大且经过活化的多孔性或粉状固体吸附剂。当待分离的混合物溶液流过吸附柱时，各种成分同时被吸附在柱的上端。当洗脱剂流下时，由于不同化合物吸附能力不同，往下洗脱的速度也不同，于是形成了不同层次，即溶质在柱中自上而下按对吸附剂的亲和力大小分别形成若干色带，再用溶剂洗脱时，已经分开的溶质可以从柱上分别洗出收集；或将柱吸干，挤出后按色带分割开，再用溶剂将各色带中的溶质萃取出来。

（1）吸附柱色谱填料　吸附柱色谱填料包括硅胶、氧化铝、聚酰胺和活性炭等。

①氧化铝：为极性吸附剂，吸附能力较强，适用于分离亲脂性成分。依其性质差异可分为碱性（pH 为 9~10）、中性（pH 为 7.5）和酸性（pH 为 4~4.5）三种，适用于不同酸碱性化合物的分离。中性氧化铝适宜于分离生物碱、萜类、甾类、挥发油、内酯及某些苷类；酸性氧化铝适合分离酸性成分；碱性氧化铝适合分离碱性成分。

②硅胶：可用通式 $SiO_2 \cdot H_2O$ 表示。属于亲水性吸附剂，吸附能力较氧化铝弱，但适用范围远比氧化铝广，中药中存在的亲脂性成分及亲水性成分都可应用。硅胶吸附作用的强弱与硅胶表面硅醇基（SiOH）数目有关，由于硅醇基可通过氢键吸附水分，因此硅胶的吸附能力随水分的增加而降低，当吸水量超过 17%，硅胶的吸附力极弱不能作为吸附剂使用；当硅胶加热到 100℃~110℃时，其表面所吸附的水分能可逆地被除去，因此硅胶作为吸附剂时一般需加热活化，活化温度以 105℃、时间以半小时为宜。

③活性炭：是非极性吸附剂，主要用于水溶性成分，如氨基酸、糖和苷等的分离。实际工作中，常利用活性炭进行脱色处理，用于化合物的精制纯化。非极性吸附剂的吸附规律与极性吸附剂相反，即化合物极性越小，与吸附剂的吸附力越强，柱色谱中越难洗脱。

④聚酰胺：为氢键吸附，通过其分子中酰胺羰基与黄酮类等酚类化合物的酚羟基，或酰胺键上的

游离氨基与醌类、脂肪羧酸上的羰基形成氢键缔合而产生吸附，因此，主要用于分离黄酮、蒽醌、有机酸和鞣质等酚酸类和醌类化合物。

聚酰胺对被分离物质吸附力的大小取决于被分离物质分子结构中可与聚酰胺形成氢键缔合的基团数目及氢键作用强度，同时，溶剂介质也会影响聚酰胺对被分离物质的吸附，表现出各种溶剂在聚酰胺吸附色谱中洗脱能力的不同。

（2）吸附柱色谱洗脱剂的选择　须根据被分离物质与所用的吸附剂性质综合考虑。①当用氧化铝、硅胶等极性吸附剂进行色谱分离时，洗脱剂的极性越大，则吸附剂对溶质的吸附能力减弱，洗脱能力增强。若被分离物质为弱极性物质，一般选用弱极性溶剂为洗脱剂；若被分离物质极性增大，则洗脱剂的极性就要相应增大。②当以活性炭作吸附剂进行色谱分离时，洗脱剂的极性越大，则洗脱能力减弱，常用洗脱剂按洗脱能力由小到大为：水、10%乙醇、20%乙醇、30%乙醇、50%乙醇、75%乙醇、95%乙醇。③聚酰胺色谱分离时，通常所用洗脱剂为不同浓度的乙醇，而丙酮、碱液等一般不作为洗脱剂使用。

（3）吸附柱色谱操作程序和方法

①装柱：将色谱柱洗净、干燥，底部铺一层脱脂棉，或再铺一层5mm厚的洗净干燥的砂子以保持平整的表面，装柱法有湿法和干法两种方法。

湿法装柱：量取一定量的洗脱剂倒入柱中，然后把吸附剂慢慢连续不断地倒入柱内（或将吸附剂与适量洗脱液混匀后慢慢装入柱内），稍稍打开柱底活塞，使溶液缓缓流出，边沉降边加入，直至加完为止。应注意使其均匀下沉，避免气泡和裂隙。沉降完成后，用少量洗脱剂洗涤色谱柱，放出多余溶剂至上面保持有1cm液面为止，关闭活塞。吸附剂用量一般是被分离混合物量的30~50倍，必要时可多达100倍。

干法装柱：将吸附剂通过小漏斗缓慢均匀加入干燥的色谱柱中，中间应不间断，形成一细流慢慢加入管内，边加入边轻轻均匀敲击柱身，使吸附剂装填均匀，至吸附剂装完为止。柱装好后，打开下端活塞，然后倒入洗脱剂，以排尽柱内空气，并保留一定液面。

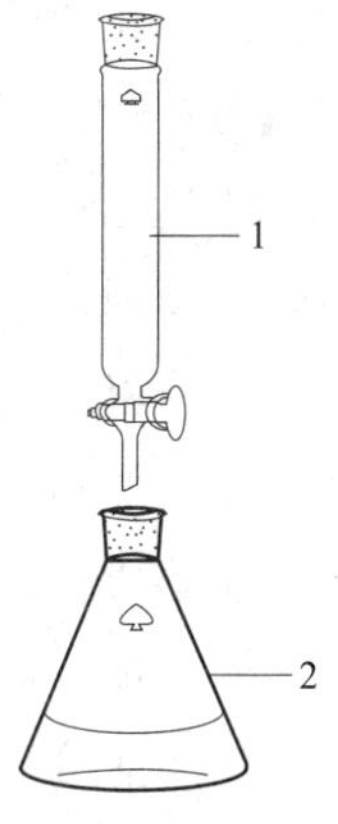

图3-3　柱色谱装置
1. 色谱柱；2. 接收瓶

②上样：先将样品溶于少量用于开始洗脱柱子的洗脱剂中，制成样品溶液（该溶液要求体积小，浓度高），沿色谱柱管壁缓缓加入，注意应从吸附剂表面1~2cm处围绕管壁内周缓缓匀速加入，避免柱面冲散或冲出洞穴。待样品液面降至与吸附剂表面平齐时，再取少量洗脱剂，将沾于管壁周围的样品轻轻洗入柱面上，关闭活塞。若样品不溶于起始的洗脱剂，可将样品溶于少量适当的溶剂后，取少量吸附剂（所用吸附剂为全量的1/10~1/20）与其拌匀，使溶剂挥发散去呈松散状，研粉后再将含有样品的吸附剂均匀置于柱顶，再覆盖上一层砂子或玻璃珠即可。

③洗脱：将选好的洗脱剂放在分液漏斗中，打开活塞慢慢连续不断地滴加在吸附柱上。同时打开色谱柱下端活塞，收集洗脱液，也可用自动收集器收集，流速保持1~2滴/秒。一般先选用洗脱能力弱的溶剂洗脱，逐步增加洗脱剂的洗脱能力，如单一溶剂洗脱效果不好，可用混合溶剂洗脱，对成分复杂样品常用梯度洗脱。对收集到的洗脱液流分采用薄层色谱定性检查，相同流分合并，回收溶剂可得某一单体成分。如仍为几个成分混合物，可再用色谱法或其他方法进一步分离。

2. 分配柱色谱　分配色谱法是利用混合物中各成分在固定相和流动相之间的分配系数不同而达到分离的方法。常见的两相溶剂中的一相固定在某一种惰性固体中，此种固体本身没有吸附能力，只是用来固定溶剂，故称为“支持剂”或“载体”“担体”。被支持剂吸着固定的溶剂称固定相。分离时将含有固定相的支持剂填充在色谱柱中，然后加入与固定相不相混溶的另一相溶剂（流动相）洗脱色谱柱。为了提高固定相的稳定性，现常使用键合固定相。

支持剂是一种无吸附能力，而能吸收较大量固定相液体的惰性固体，常用的支持剂有含水硅胶、硅藻土和纤维素等。含水量17%以上的硅胶失去吸附作用，可作支持剂；硅藻土能吸收本身重量100%的水，仍呈粉末状；纤维素能吸收本身重量数倍的水，仍呈粉末状。

（1）分配色谱法的分类　通常根据固定相和流动相的相对极性大小，分配色谱法分为正相色谱和反相色谱。

①正相色谱：固定相的极性大于流动相，称为正相色谱。固定相多采用强极性的溶剂，如水、各种水溶液（酸、碱、盐和缓冲液）、甲醇、甲酰胺和二甲基甲酰胺；洗脱剂（流动相）则采用石油醚、三氯甲烷、三氯甲烷-乙醇、乙酸乙酯、正丁醇和异戊醇等极性较弱的有机溶剂，洗脱时先用亲脂性强的洗脱，逐渐改用亲脂性弱的洗脱。正相色谱主要用于分离极性及中等极性的物质，如糖、苷和有机酸等化合物。其色谱规律为：被分离化合物极性越大，亲水性强，在固定相中溶解度大，滞留时间越长，越难洗脱；洗脱剂极性越强，其洗脱能力增强。

②反相色谱：固定相的极性小于流动相，则称为反相色谱。如固定相用液体石蜡、硅油和石油醚等弱极性溶剂，洗脱剂选用水、甲醇、乙醇和乙腈等，洗脱时先用极性大的溶剂洗脱，逐渐改用中等极性的溶剂洗脱。反相硅胶是反相色谱常用的固定相，是在正相硅胶的基础上进行化学修饰，键合上不同的烃基，形成亲油表面而成。根据烃基（R）长度不同，有乙基（$-C_2H_5$）、辛基（$-C_8H_{17}$）、十八烷基（$-C_{18}H_{37}$），分别命名为RP-2、RP-8、RP-18，三者的亲脂性强弱顺序为：RP-18>RP-8>RP-2，流动相常用不同比例的甲醇-水或乙腈-水。反相色谱主要用于分离非极性及中等极性的物质，如苷元、苷，在中药化学成分研究中应用较广。反相色谱规律与正相色谱相反。

（2）分配柱色谱操作程序和方法

①装柱：先将选好的固定相溶剂和支持剂放在烧杯内搅拌均匀，于布氏漏斗上抽滤，除去多余的固定相后，再倒入选好的流动相溶剂中搅拌均匀，使两相互相饱和平衡；然后在色谱柱中加入已用固定相饱和过的流动相，再将载有固定相的支持剂按湿法装柱法装入柱内。

②加样：加样量比吸附色谱少，样品量与支持剂量比是1∶100~1∶1000。将样品溶于少量流动相中，加于柱的顶端。如样品难溶于流动相，而易溶于固定相，可用少量固定相溶解，再加少量支持剂拌匀后装入柱顶；如样品在两相中均难溶解，可溶于适宜的挥发性溶剂中，拌入干燥的支持剂，挥去溶剂后，再加适量的固定相拌匀后上柱。

③洗脱：洗脱方法与吸附柱色谱相同，但应注意的是作为流动相的溶剂必须事先以固定相溶剂饱和，否则洗脱过程中流动相通过支持剂时，会把支持剂中的固定相逐渐溶掉，破坏平衡从而影响分离。

3. 离子交换色谱　离子交换色谱是指以离子交换树脂作为色谱填料的分离方法，主要依据混合物中各成分解离度差异而进行分离。将离子交换树脂装在色谱柱中，使样品溶液通过色谱柱，溶液中的离子性物质与树脂进行离子交换而被吸附；再选择适当的洗脱溶剂（含有比吸附物质更活泼的离子）进行洗脱，可将各成分按交换能力由弱到强的顺序逐一被洗脱下来。不同的化合物与离子交换树脂进行离子交换反应的能力强弱，主要取决于化合物解离度的大小、带电荷的多少等因素，化合物解离度大（酸性或碱性强），易交换在树脂上，相对难洗脱，而解离度小的化合物则先被洗脱。离子交换色谱法适合分离离子性化合物或在一定条件下能解离成离子的化合物，如生物碱、有机酸和氨基酸等。

（1）离子交换数脂的分类　离子交换树脂是一种由苯乙烯（或甲基丙烯酸等）通过二乙烯苯（DVB）交链聚合而成、带有能解离基团的不溶性的高分子化合物。根据所含交换基团的不同分为阳离子交换树脂和阴离子交换树脂两大类。

1）阳离子交换树脂：能与溶液中的阳离子进行交换的树脂称阳离子交换树脂，又根据交换基团活性大小分强酸型和弱酸型。强酸型阳离子交换树脂含磺酸基团（$-SO_3^-H^+$），类似硫酸，其结构见图 3-4。

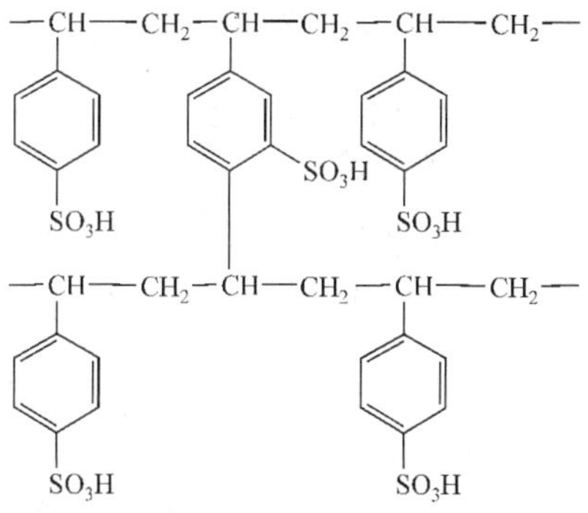

图 3-4　强酸性阳离子交换树脂的结构

化合物的交换吸附反应是化合物阳离子与磺酸基中 H^+ 进行交换。弱酸型阳离子交换树脂含羧基（$-COO^-H^+$），类似醋酸，化合物的交换吸附反应是化合物阳离子与羧酸基中 H^+ 进行的交换。

2）阴离子交换树脂：能与溶液中的阴离子进行交换的树脂称为阴离子交换树脂，分为强碱型和弱碱型两类。强碱型阴离子交换树脂含强碱性基团，如季铵基$[-N^+(CH_3)_3]OH^-$，类似氢氧化钠，交换反应是在$[-N^+(CH_3)_3]OH^-$中的 OH^- 与被分离化合物的阴离子之间进行的。弱碱型阴离子交换树脂含弱碱性基团，如伯胺基$-NH_2$、仲胺基-NHR 或叔胺基$-NR_2$。

（2）离子交换色谱操作程序和方法

1）离子交换树脂的预处理：通常新树脂中都含有合成时混入的小分子有机物和铁、钙等杂质，而且也多以比较稳定的但不适合于作离子交换色谱的钠型或氯型存在。所以在进行离子交换前都要进行预处理，一是通过预处理除去杂质，二是将钠型或氯型转为 H 型或 OH 型。首先用蒸馏水将新树脂浸泡 1~2 天，充分溶胀后，将其装在色谱管中按下法处理：

①强酸性阳离子交换树脂的预处理：这类新树脂通常是钠型。先用树脂体积 20 倍量的 7%~10% 的盐酸以每分钟每平方厘米（色谱柱横截面积）1ml 的流速进行交换，树脂转为 H 型后，用水洗至洗脱液呈中性。然后再用树脂体积 10 倍量的 4% 的氢氧化钠（或氯化钠）进行交换，转为钠型后，用水洗至洗脱液中不含钠离子（灼烧时无黄色火焰出现）。再重复一次上述操作（钠型转为 H 型，H 型再转为钠型，反复操作的目的一是除去树脂中的杂质，二是活化树脂，使其容易进行交换）。最后以树脂体积 10 倍量的 4% 的盐酸将其转为 H 型，并用蒸馏水将其洗至流出液呈中性。

②强碱性阴离子交换树脂的预处理：这类新树脂通常是氯型。先用树脂体积 20 倍量的 4% 氢氧化钠水溶液将其转变成 OH 型，并用树脂体积 10 倍量的水进行洗涤。然后再用 10 倍量的 4% 盐酸将其转变为氯型，并用蒸馏水将其洗至流出液呈中性。再重复一次上述操作（氯型转为 OH 型，OH 型再转为氯型），最后再用 10 倍量的 4% 氢氧化钠将其转成 OH 型。因 OH 型树脂在放置过程中易吸收空气中的二氧化碳，故保存时要注意。多数是临用时才将其由氯型转变成 OH 型。

2）装柱：将离子交换树脂置于烧杯中，加水后充分搅拌，赶尽气泡。放置几分钟待大部分树脂沉降后，倾去上面的泥状微粒。反复上述操作直到上层液透明为止。在色谱柱的底部放一些玻璃丝，厚度 1~2cm，用玻璃棒或玻璃管将其压平。在上述准备好的树脂中加入少量的水，搅拌后倒入保持垂直的色谱柱中，使树脂沉降，让水流出。最后在色谱柱的顶部加一层干净的玻璃丝，以免加液时把树脂冲散。

3）样品交换：将适当浓度的天然药物提取液或所需分离（交换）的样品配成适当浓度的水溶液，以适当的流速通过离子交换树脂柱。亦可将样品溶液反复通过离子交换色谱柱，直到被分离的成分全部被交换到树脂上为止（可用显色反应进行检查），然后用蒸馏水洗涤，除去附在树脂柱上的杂质。

4）样品洗脱：当溶液通过离子交换树脂柱时，亲和力强的离子先被交换而被吸附在色谱柱的上部，亲和力弱的离子后被交换而被吸附在色谱柱的下部，不被交换的物质通过树脂而从柱中流出。当用一种洗脱剂进行洗脱时，亲和力弱的（被交换在色谱柱下部的离子）离子先被洗脱下来。常用的洗脱剂有强酸、强碱、盐类、不同 pH 的缓冲溶液和有机溶剂等。既可以是单一浓度，也可以是由低浓度到高浓度依次进行洗脱。

对于总碱性物质如生物碱的精制，可用碱如氢氧化钠、氨水等先进行碱化，使生物碱变为游离型，然后再用有机溶剂进行回流洗脱或从色谱中直接进行洗脱；对于总酸性物质如有机酸的精制，则可用酸先进行酸化，使有机酸变为游离型，然后再用有机溶剂进行洗脱。

5）离子交换树脂的再生：离子交换树脂是一类可反复使用的大分子吸附剂。使用过的树脂，如果还要继续交换同一个样品，可把盐型转换为游离型即可继续使用。如果要改为交换其他样品，则需要用预处理的方法进行再生，然后再继续使用。如果一段时间不用，则可加水后将其保存在广口瓶中。

4. 凝胶色谱法 凝胶色谱法主要是指以葡聚糖凝胶或羟丙基葡聚糖凝胶 LH-20 为色谱填料进行分离的一种色谱方法。凝胶是一种有多孔隙的立体网状结构的多聚体，其孔隙大小有一定的范围。

凝胶色谱的分离原理为分子筛原理，根据凝胶的孔径和被分离化合物的分子大小不同而达到分离目的。当混合物溶液通过凝胶柱时，各组分在柱内的保留程度决定于分子大小，小分子可以渗透进入凝胶内部孔隙中而被滞留，中等分子可以部分地进入，大分子则完全不能进入，因此各组分按分子由大到小的顺序得到分离，这种效应称为“分子筛效应”，因此凝胶也称分子筛。凝胶色谱分离过程见图 3-5。

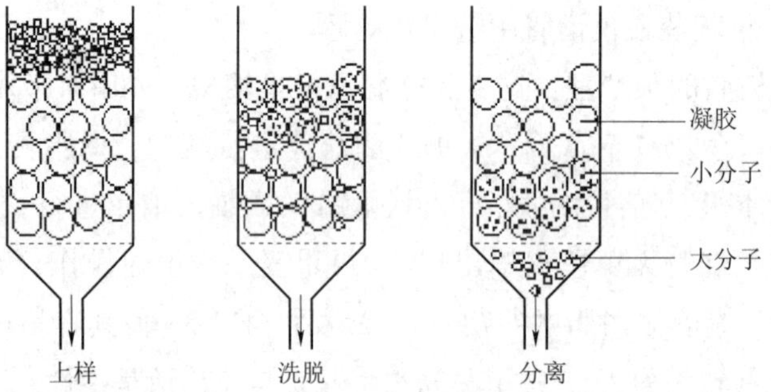

图 3-5 凝胶色谱分离示意图

（1）常见的色谱凝胶 凝胶色谱的关键在于选择合适的凝胶，常用的色谱凝胶有葡聚糖凝胶（Sephadex G）和羟丙基葡聚糖凝胶（Sephadex LH-20）。

①葡聚糖凝胶：又称交联葡聚糖，由葡聚糖（右旋糖酐）和 1-氯代-2,3-环氧丙烷（交联剂）通过醚桥（$-O-CH_2-CHOH-CH_2-O-$）相交联而成的多孔性网状结构。由于其分子内含大量羟基而具有极性，能吸水膨胀成胶粒，但不溶于水及稀酸碱溶液，适合于水溶性成分如苷类、氨基酸、肽、蛋白质及多糖的分离。凝胶颗粒网孔大小取决于交联剂的用量及反应条件，加入交联剂越多（即交联度高），网孔越紧密，孔径越小，吸水膨胀也越小，用于分子量小的物质的分离；交联度低则网孔稀疏，吸水后膨胀大，适用于分子量大的物质的分离。商品型号即按交联度大小分类并以吸水量“G”（干凝胶每 1g 吸水量×10）表示。如 Sephadex G-25，表示此干凝胶吸水量为 2.5ml/g。各种型号的凝胶性能及分离范围见表 3-3。

表 3-3 葡聚糖凝胶性能及分离范围

型号	吸水量 g/g 干凝胶	膨胀体积 ml/g 干凝胶	分离范围（分子量）		最小溶胀时间（h）	
			肽与蛋白质	多糖	20℃~25℃	90℃~100℃
葡聚糖 G-10	1.0±0.1	2~3	<700	<700	3	1
葡聚糖 G-15	1.5±0.2	2.5~3.5	<1500	<1500	3	1
葡聚糖 G-25	2.5±0.2	5	1000~5000	100~5000	3	1
葡聚糖 G-50	5.0±0.3	10	1500~30000	500~50000	324	1
葡聚糖 G-75	7.5±0.5	12~15	3000~70000	1000~50000	72	3
葡聚糖 G-100	10.0±1.0	15~20	4000~150000	1000~100000	72	5
葡聚糖 G-150	15.0±1.5	20~30	5000~400000	1000~150000	72	5
葡聚糖 G-200	20.0±2.0	30~40	5000~800000	1000~200000	72	5

②羟丙基葡聚糖凝胶 LH-20：是在 Sephadex G-25 分子中引入羟丙基而成醚结合态，即 R-OH→R-O-$CH_2CH_2CH_2OH$。与 Sephadex G 比较，Sephadex LH-20 分子中羟基总数不变，但碳原子所占比例相对增加，既有亲水性又有亲脂性，不仅能吸水膨胀，而且在有机溶剂或它们与水组成的混合溶剂中（醇、甲酰胺、丙酮、乙酸乙酯等）也能膨胀，扩大了应用范围，对黄酮、蒽醌、香豆素、皂苷等不溶于水的成分也能分离。

（2）凝胶色谱一般操作程序和方法

①凝胶预处理：交联葡聚糖和交联聚丙烯酰胺凝胶的商品通常为干燥的颗粒，使用前必须经过充分溶胀（为了加快溶胀，缩短溶胀时间，可在沸水浴上进行）。否则由于凝胶继续溶胀，会逐渐降低流速，影响色谱柱的均一性，甚至会造成色谱柱的胀裂。

②装柱：将色谱柱校正于垂直位置，在柱顶部连接一个长颈漏斗（长约 100cm，直径约为柱径的一半），并在漏斗中安装搅拌器。然后在色谱柱和漏斗中加满水或洗脱剂，在搅拌下缓缓加入凝胶悬浮液，色谱柱出口的流速维持在 5~10ml/min。凝胶颗粒沉积色谱柱底后关紧色谱柱，使其自然沉积达 1~2cm 时再打开色谱柱，直到达到所需高度时为止。拆除漏斗，用较小的滤纸片盖住凝胶柱床表面，再用大量的水或洗脱液洗涤过夜。

③上样：装好的色谱柱至少要用相当于 3 倍量床体积的洗脱液平衡，待平衡液流至床表面以下 1~2mm 时，关闭出口，用滴管吸取样品溶液，在床表面上约 1cm 高度，沿色谱柱柱壁圆周徐徐加入样品溶液。加完后打开出口，使样品完全渗入色谱床。再关闭出口，用少量洗脱液将管壁残留的样品洗下，再打开出口，至溶液渗入柱内，再关闭出口。在柱床上面覆以薄层脱脂棉，以保护柱床表面，然后加入洗脱液进行洗脱。

④洗脱：对于水溶性物质的洗脱，常以水或不同离子强度的酸、碱、盐的水溶液或缓冲溶液作为洗脱剂；对于水溶性较小或水不溶的物质可选用有机溶剂作为洗脱剂；对于阻滞较强的成分，也可使用水与有机溶剂的混合溶剂作为洗脱剂，如水-甲醇、水-乙醇和水-丙酮等。

⑤收集和检出：凝胶色谱的流速较慢，每份的体积较小，收集的流分较多，最好能与分步收集器相连。样品检出以薄层检出为主，如果样品为蛋白质、核苷酸或多肽类，可采用紫外检测器检出，检测波长分别是 280nm、260nm 和 230nm。

⑥凝胶的再生和干燥：凝胶色谱的载体不会与被分离物发生任何作用，因此通常使用过的凝胶不须经过任何处理，只要在色谱柱用完之后，用缓冲液稍加平衡即可进行下一次色谱。但有时往往有一些“污染物”沉积在柱床表面或是柱床表面的凝胶改变颜色，可将此部分的凝胶用刮刀刮去，加一些

新溶胀的凝胶再进行平衡；如果整个色谱柱有微量污染，可用0.8%氢氧化钠（含0.5mol/L氯化钠）溶液处理；如果色谱柱床污染严重，则必须将凝胶再生，重新装柱后方可使用。

色谱柱再生方法：用50℃左右的2%氢氧化钠和0.5mmol/L氯化钠的混合液浸泡后，再用水洗净即可。

经常使用的凝胶以湿态保存较好，如需进行干燥时，应先将凝胶按一般再生方法彻底浮选，除去碎片，以大量水洗去杂质，然后用逐步提高乙醇浓度的方法使之脱水皱缩（依次用70%、90%、95%乙醇脱水），然后在60℃~80℃干燥或用乙醚洗涤干燥。

⑦凝胶柱的保养：多糖类物质极易染菌，由微生物分泌的酶能水解多糖的苷键。为了抑制微生物的生长，磷酸离子和所有底物必须在凝胶床保存之前完全除去，将色谱柱真空保存或低温保存。

防止微生物常用的方法是在凝胶中加入一些抑菌剂，如叠氮钠（0.02%）、三氯叔丁醇（0.01%~0.02%）、乙基汞硫代水杨酸钠（0.005%~0.01%）和苯基汞代盐（0.001%~0.01%）等。

5. 大孔吸附树脂法 大孔吸附树脂是一种不含交换基团的具有大孔结构的高分子吸附剂，主要以苯乙烯、α-甲基苯乙烯、甲基丙烯酸甲酯、丙腈等为原料，加入一定量致孔剂二乙烯苯聚合而成。大孔树脂按极性不同可分为非极性、中极性、极性和强极性。由苯乙烯与二乙烯苯聚合而成的大孔树脂多为非极性树脂。

（1）大孔吸附树脂吸附性能的影响因素 大孔吸附树脂本身是一种亲脂性物质，以范德华力从很低浓度的溶液中吸附有机物，其吸附性能与吸附剂的表面性质、被分离化合物的性质及解吸的因素等有关。

①大孔吸附树脂的性质：大孔吸附树脂是一种表面吸附剂，其吸附力与树脂的比表面积、表面电性、能否与化合物形成氢键等有关。一般来说，非极性化合物在水中易被非极性树脂吸附，极性化合物则易被极性树脂吸附。

②被分离化合物的性质：化合物的极性、分子量、能否形成氢键都影响其与大孔吸附树脂的吸附作用。分子量大、极性小的化合物与非极性大孔吸附树脂吸附作用强，能与大孔吸附树脂形成氢键的化合物易被吸附。糖是极性的水溶性化合物，与非极性大孔吸附树脂吸附作用弱，据此常用大孔吸附树脂将糖和其他成分分离。

③溶剂介质的性质：一般情况下，物质在溶剂中的溶解度越大，树脂对该物质的吸附力就越小。

④洗脱剂的性质：对于非极性树脂，洗脱剂极性越小，其洗脱能力越强；对于中极性和极性树脂，则用极性较大的洗脱剂为宜。在实际工作中，一般先用适量水洗，洗下多糖、蛋白质和鞣质等水溶性杂质，再用浓度由低到高的含水甲（乙）醇溶液洗脱，可将混合物分离成若干组分。

（2）大孔吸附树脂纯化操作一般程序和方法

①树脂的预处理：新购的树脂中可能含有分散剂、致孔剂、惰性溶剂等化学残留，使用前应进行预处理。取大孔吸附树脂，用乙醇浸泡24小时，充分溶胀后，以乙醇湿法装柱，继续用乙醇在柱上流动冲洗，不时检查流出的乙醇，至与水混合不呈白色混浊为止（取1ml乙醇液加5ml水）。然后以大量蒸馏水洗去乙醇，备用。

②样品液的预处理：用热水、适当浓度的乙醇或其他溶剂提取得到的提取液，经过过滤、沉淀、调节pH等处理，除去部分杂质，制成澄清的上样液，以防止污染堵塞树脂。这样既能提高纯化率，也能延长树脂的使用寿命。

③上样、吸附和洗脱：大孔吸附树脂一般采用湿法装柱，将样品液直接或拌入树脂中，加到已处理好的大孔吸附树脂柱柱顶。待样品液慢慢滴加完毕后，开始洗脱。常用的洗脱剂有水、甲醇、乙醇

和丙酮等，一般先用蒸馏水洗脱，再选用一定浓度的乙醇或甲醇等有机溶剂洗脱，并控制洗脱剂的用量和流速。洗脱结束后，收集合并洗脱液，减压蒸馏，回收溶剂至干，低温真空干燥，得精制产品。洗脱过程中应结合简便的监控方法，如理化反应、薄层色谱，以防止有效成分的泄漏，提高纯化效率和质量。

④树脂的再生：树脂经反复使用后，吸附有样品杂质，树脂颜色变深，吸附能力降低，需再生处理后继续使用。可根据具体情况选用甲醇、乙醇和丙酮等有机溶剂配合酸碱水等以适当浓度进行洗脱，以洗涤液不含溶质为终点，可通过观察树脂颜色等外观变化，来检测树脂处理是否符合要求。例如用过的树脂柱可用5% NaOH（或3% HCl溶液）洗涤或浸泡2~4小时，至树脂接近原颜色为宜，继续用蒸馏水洗至中性，即可。

大孔吸附树脂具有吸附容量大、选择性好、吸附速度快、易于解吸附、机械强度高、再生处理简便等优点，特别适合于从水溶液中分离低极性或非极性的化合物，在天然产物化学成分的分离中，是一种从水提取液中除去糖和其他水溶性杂质的有效处理方法。

第三节　中药化学成分的鉴定方法

一、化合物的纯度判定

从中药中分离得到的化合物进行结构鉴定之前必须保证是单一的纯化合物，即单体。一般地，中药有效成分需经过同一溶剂3次重结晶，结晶的晶形、色泽一致，熔距小，同时在薄层色谱（TLC）或纸色谱（PC）中经3种不同的展开剂系统检查为一个斑点时，可认为是1个纯化合物。因此，从中药中分离出的有效成分需进行纯度判断和检查，应用最多的检查方法有下面几种。

1. 结晶形态和色泽　结晶化合物都有一定的晶形和均匀的色泽。结晶的形态往往随结晶的条件不同而不同，但1个纯化合物的结晶形态总是一致的，如果样品的结晶形状不一致，就可能不是1个纯化合物。结晶的色泽如果不均匀，并随着结晶次数增多色泽变浅，说明有杂质存在，需继续重结晶除去杂质，或用活性炭脱色。

2. 熔点和熔距　1个纯化合物一般都有一定的熔点和较小的熔距。纯化合物熔距很短，一般在0.5℃~1.0℃的范围内。如熔距过大，则表明可能存在杂质，需要进一步精制。

3. 沸点和沸程　液体化合物的沸点和沸程是判断其纯度的重要常数。纯化合物应有恒定的沸点，除高沸点物质外，沸程一般不应超过5℃。

4. 色谱法　主要有薄层色谱（TLC）法、纸色谱（PC）法及聚酰胺薄膜色谱法。

（1）展开溶剂的选择　最好用3种以上不同极性的展开系统展开，如三氯甲烷-甲醇、石油醚-乙酸乙酯和石油醚-丙酮等，分别展开后使目标成分的R_f值在0.5左右，并为单一圆形斑点才能证明化合物的纯度较好。有时对于同一种溶剂系统，也可以用3种不同极性的系统展开，一种极性的展开系统使目标组分的R_f值达到0.5，另外两种极性的展开系统使目标组分的R_f值达到0.8和0.2。其作用是检查有没有极性比目标组分更大或更小的杂质。

（2）显色方法的选择　判断化合物纯度时用多种显色方法比较好，因为每种显色剂（不论是通用型显色剂，还是专属显色剂）在工作中都可能遇到不显色的化合物。一般先使用通用型显色剂，如香草醛-浓硫酸、10%硫酸乙醇液和碘蒸汽等检查；再根据组分可能含有的杂质情况，选用专属显色剂。只有在多种显色剂下均为单一规则斑点，才能认为样品为薄层纯。如果有条件也可以采用多种色谱原理不同的薄层板（硅胶、氧化铝、聚酰胺、RP-8或18）检查。

TLC法快速，操作简便，所用仪器便宜，因此应用最广泛。

（3）HPLC或GC法　HPLC或GC是判断物质纯度的重要方法，一般不要求选择多种色谱条件，色谱峰（除去溶剂峰或空气峰）若规则对称并且单一，说明样品的纯度较好。

二、结构研究方法

（一）红外光谱（IR）

有机化合物吸收一定能量的红外线后，使分子中各原子之间的化学键发生振动，从而产生了红外光谱。红外光谱在有机化合物结构鉴定中具有快速可靠、操作简便、样品用量少、可以回收等优点。可通过标准品的图谱与样品图谱比较鉴定已知成分，从特征吸收峰鉴定未知成分的官能团。IR横坐标常用波数表示（即1cm中的波长数），单位为cm^{-1}，纵坐标用百分透光率表示。红外光谱主要用来判断羟基、羰基、苯环和双键等特征官能团的存在。

测定样品可以是固态、液态和气态，红外光谱一般需用固态样品1~2mg，待测样品的纯度要求较高且不含水，通常在真空干燥器中干燥24小时，再用以下几种方法处理后用红外分光光度计测定。

1. 固体样品　可以采用溴化钾压片法、研糊法、液膜法、熔融法和溶液法。①溴化钾压片法：是固体样品最常用的方法。取1~2mg样品和约200mg溴化钾，在红外灯照射下（防止样品研磨过程中吸水）用玛瑙研钵研磨成颗粒均匀的粉末。压片时，注意要使空白片和样品片的透明度尽量好，并且一致。②研糊法：取2~3mg样品与1~2滴液体石蜡混合研磨一定时间，均匀涂抹在2块溴化钾制成的盐片之间，夹紧后测定。③液膜法：将适量样品溶于适当有机溶剂（易挥发）中，然后用滴管滴于溴化钾制成的盐片上，待溶剂挥发后形成一层薄膜，可检测。④熔融法：将样品置于盐片上，轻轻盖上另一块溴化钾制成的盐片，放入烘箱中徐徐加热（温度稍高于样品熔点），熔化后冷却至室温测定。⑤溶液法：将样品配制成一定浓度的溶液，用注射器注入吸收池内测定，该法可以消除多晶现象。

2. 液体样品　可用液膜法和溶液法。①液膜法：取一滴纯液体样品（特别是黏度较大的）置于溴化钾或氯化钠盐片上，然后盖上另一盐片，轻轻压紧测定。②溶液法：常用的有机溶剂以CCl_4和CS_2最好，也可采用分析纯的三氯甲烷、乙腈、苯、吡啶等。将样品配制成5%~10%的溶液，注入吸收池中测定。需注意溶剂本身的吸收带，避免对样品测定的干扰。用氟化钙或氯化银吸收池可以测定水溶液的红外光谱。

3. 气体样品　室温下将样品以负压吸入气体吸收池内即可测定。长光路吸收池可测定微量的气体样品。该法可以与气相色谱联用测定混合物中某成分的红外光谱。

（二）紫外光谱（UV）

紫外光谱使用的波长范围为200~400nm，是以波长λ为横坐标、吸收值A为纵坐标的曲线，但一般用吸收峰的波长位置和摩尔吸收系数ε或其对数值表示。紫外光谱一般是π键电子跃迁产生，主要用来判断分子中的共轭体系，共轭链越长紫外吸收波长越大。

紫外光谱实验中要选择两个相匹配的石英比色皿。一般液层的厚度为0.50、1.00、2.00cm或4.00cm，根据朗伯定律，需要提高测定的灵敏度时，可以选择厚度大的比色皿。所用的溶剂应使样品易溶且在测定波长范围内无吸收，常用乙醇、甲醇、水、正己烷和环己烷等，避免使用苯、醛和酮作溶剂。如果是碱性成分可以用0.1mol/L HCl水溶液；酸性成分可以用0.1mol/L NaOH水溶液。再者空白溶液和样品溶液要一致。

（三）质谱（MS）

有机化合物经高温气化，在一定能量的轰击下发生电离，形成带电荷的离子（分子离子峰或碎片离子峰），加速后经磁场分离，按照一定的质荷比（m/z）顺序排列，通过检测器记录信号，所得谱图称 MS 图。在 MS 中，横坐标以质荷比表示（m/z），纵坐标以相对强度表示。从 MS 中分子离子峰可以得到化合物的分子量，碎片离子峰可以得到化合物的结构单元及连接顺序信息。

MS 的灵敏度高、样品用量少，一般只需几微克到 0.1mg，样品的纯度要求高。实验操作时，取样品 0.01~1mg 加约 0.5ml 溶剂（样品易溶，极性最好大）溶解，严禁使用氘代试剂溶解样品。

依据待测有机化合物可能的结构类型，选择合适的离子源。①EI-MS 法碎片信息丰富，利于推测化合物结构。适用于易挥发、热稳定性好的化合物。②FAB-MS 法利用氩、氙等中性高速原子轰击样品，可获得分子离子峰及主要碎片，适合分子量稍大（MW<3000）或难于气化的化合物如糖苷类、肽类的测定。常可获得分子中苷元、糖的结构碎片峰，产生 $[M+Na]^+$或 $[M+K]^+$峰。③ESI-MS 可适合大分子、小分子化合物结构分析，尤其适合分析极性强的大分子有机化合物，可产生 $[M+1]^+$，$[M-1]^-$，$[M+Na]^+$或 $[M+K]^+$离子峰。

另外用高分辨质谱可以测出化合物的分子式，测定时务必提供化合物所含元素、原子个数或原子个数范围，其他事项同普通质谱法。

（四）核磁共振（NMR）

NMR 是有机化合物分子中的质子，如^1H、^{13}C、^{15}N 和^{31}P 等，在外加磁场中受到一定频率的电磁波照射后，原子核吸收一定的能量产生能级跃迁而发生的核磁共振，以吸收峰的频率对吸收强度作图获得 NMR 谱。图谱中峰的吸收位置常以化学位移（δ）表示。核磁共振氢谱（^1H-NMR）可以提供有机化合物中各类氢的信息，测定时仅需2~5mg 样品。核磁共振碳谱（^{13}C-NMR）可直接提供化合物中碳的信息，测定时需要样品量为 2~100mg。测定 NMR 时，先将样品溶解于 0.5ml 不含氢的氘代溶剂中，再以四甲基硅烷为内标。常用氘代溶剂有甲醇、二甲亚砜、三氯甲烷、丙酮和重水等。

1. ^{1}H-NMR　可以推导出化合物中的含氢官能团及所处的化学环境，其中用重水交换能够判断出分子中是否含有活泼氢（羧基、羟基和氨基等）。

（1）化学位移δ　单位 ppm，一般 0~13ppm。氢质子核外电子云密度越低，化学位移值越大。分子中不同氢质子由于所处化学环境不同，即受诱导效应、共轭效应、氢键等因素的影响，信号峰会有不同的化学位移，也就是出现在氢谱中不同的位置，是鉴定成分结构的重要参数。

（2）偶合与裂分　空间距离相近，磁不等同的质子，可以发生自旋偶合使共振峰发生分裂，形成二重峰（d）、三重峰（t）、四重峰（q）和多重峰（m）等。裂分峰之间的距离称为偶合常数，用符号 J 表示，单位是 Hz，一般 0~20Hz。从偶合常数和峰的分裂情况可以判断官能团所处的化学环境，一级图谱中峰的分裂符合 $n+1$ 规律，如甲基和亚甲基相连时甲基被分裂为三重峰，亚甲基被分裂为四重峰；和季碳相连时为单峰。

（3）峰面积　表示吸收峰中所包含的最小氢的个数比。

2. ^{13}C-NMR　一般化合物碳吸收峰化学位移值（δ_c）在 0~230ppm 之间。^{13}C-NMR谱可提供化合物结构中各种不同类型及化学环境的碳核化学位移。常用的^{13}C-NMR测定技术介绍如下。

（1）质子宽带去偶谱（proton broad band decoupling，BBD）　也称质子噪音去偶谱（proton noise decoupling spectrum）或全氢去偶谱（proton complete decoupling，COM）。该技术将化合物中所有质子与碳的偶合消除，每个不等价碳原子都会给出一个单峰，因而可获得分子中各个碳的精确化学位移值，有利于初步判断化合物碳的类型。

（2）偏共振去偶谱（off-resonance decoupling） 可直接观察到各碳直接相连的质子数。在所得图谱中次甲基（-CH）碳核呈双峰，亚甲基（$-CH_2$）呈三重峰，甲基($-CH_3$)呈四重峰，季碳呈单峰且强度最低。据此可获得碳所连接的质子数、偶合情况等信息。

（3）INEPT（低灵敏核极化转移增强法，insensitive nuclei enhanced by polarization transfer） 用调节弛豫时间（Δ）来调节 CH、CH_2、CH_3信号的强度，从而有效地识别 CH、CH_2、CH_3。当 $\Delta=1/4J_{CH}$时，CH、CH_2、CH_3皆为正峰；当 $\Delta=2/4J_{CH}$时，只有正的 CH 峰；当 $\Delta=3/4J_{CH}$时，CH、CH_3为正峰，CH_2为负峰。由此可区别 CH、CH_2、CH_3信号，再与质子宽带去偶谱对照，可以确定季碳信号。

（4）DEPT（无畸变极化转移增强法，distortionless enhancement by polarization transfer） 是 INEPT 的一种改进方法。在 DEPT 法中，通过改变照射^{1}H 的脉冲宽度（θ），使为 45°、90°、135°变化并测定^{13}C-NMR 谱。即当 $\theta=45°$时，所有 CH、CH_2、CH_3均显正信号；当 $\theta=90°$时，仅显示 CH 正信号；当 $\theta=135°$时，CH 和 CH_3为正信号，而 CH_2为负信号。在 DEPT 谱中，季碳均无信号，但可与质子宽带去偶谱对照，确定碳信号是 CH_3、CH_2、CH 或是季碳。

3. 二维核磁共振谱（2D-NMR 谱） 二维化学位移相关谱（chemical shift correlation spectroscopy，COSY）在 2D-COSY 谱中最重要，是常用的一种测试技术。相关谱的二维坐标 F_1、F_2都表示化学位移值，根据需要测定不同的二维图谱，可以更清楚、准确地反映出复杂分子结构中碳-氢、氢-氢原子之间的连接、偶合及空间信息。2D-COSY 谱又分为同核和异核相关谱两种，中药有效成分结构研究中常用的相关谱类型介绍如下。

（1）氢-氢相关谱（^{1}H-^{1}H COSY） 用于测定氢-氢间相互偶合的二维图谱。相关谱上的横轴和纵轴均为氢信号的化学位移。沿对角形成的斑点称为对角峰，其他斑点称为相关峰。从相关峰出发，分别向横轴、纵轴引垂线，与两轴交叉处的氢信号表示有偶合关系。该法适用于氢信号相对复杂，在^{1}H-NMR 中不易观测的偶合关系的确定。

（2）异核单量子相关谱（heteronuclear single-quantum correlation，HSQC） 把氢核和其直接相连的碳核关联起来，从而可以找到直接相连的氢和碳。它不能用来判断季碳。

（3）异核多量子相关谱（heteronuclear multiple quantum correlation，HMQC） 是通过^{1}H核检测的异核多量子相关谱，能反映^{1}H 核与其直接相连的^{13}C 的关联关系，确定 C-H 偶合关系（$^1J_{CH}$）。在 HMQC 谱中，F_1域、F_2域分别为^{13}C、^{1}H 化学位移值，直接相连的^{13}C 与^{1}H 将在对应的^{13}C 和^{1}H 化学位移的交点处给出相关信号。由相关信号分别沿两轴画平行线就可将相连的^{13}C 和^{1}H 信号予以直接归属。HMQC 是目前获得碳-氢直接连接信息最主要的手段之一。

（4）异核多重键相关谱（heteronuclear multiple bond correlation，HMBC） 是通过^{1}H核检测相隔 2 个键（$^2J_{CH}$）和相隔 3 个键（$^3J_{CH}$）的碳氢之间的偶合。在 HMBC 谱中，通过碳-氢之间的远程偶合信息间接地获得碳和碳之间的连接信息、季碳的结构信息及因杂原子存在而被切断的偶合系统之间的结构信息，是结构鉴定中较为常用的测定方法。

（五）旋光谱和圆二色谱

1. 旋光谱（optical rotatory dispersion，ORD） 许多天然化合物具有手性碳原子，能使偏振光的偏振平面发生旋转，这种现象称为旋光。以旋光度或摩尔旋光度为纵坐标，以平面偏振光的波长 λ 为横坐标作图，得到的图谱即是旋光谱。旋光谱的谱形与手性化合物的分子结构有关，有平坦曲线和 cotton 效应的谱线。

分子中没有发色团的光学活性化合物，其旋光谱是平坦的（没有峰和谷），包括正性（相当于右旋）和负性（相当于左旋）两种谱线，但谱形的正负性与旋光值的正负无关。当分子手性中心邻近有发色团时，谱图中出现峰、谷的 S 形变化，称 cotton 效应。如在长波长处有谷、短波长处有峰则为负 cotton 效应；相反，在长波长处有峰、短波长处有谷则为正 cotton 效应。正、负 cotton 效应与靠近生色团的手性中心的构型有关。

2. 圆二色谱（circular dichroism spectrum，CD） 光学活性分子对左、右圆偏振光的吸收不同，使左、右圆偏振光透过后变成椭圆偏振光，这种现象称为圆二色性。以波长与摩尔吸光系数之差分别作为横、纵坐标，可获得圆二色光谱。旋光色散和圆二色散是同时产生的，它们包括同样的分子结构信息，即从 ORD 和 CD 的特征，可以得出相同的立体化学结构。

实验时选择样品溶解性好的溶剂，浓度大于 2mg/ml，溶液透明、色浅、无悬浮物、无沉淀。

第四节　中药化学成分含量测定方法

中药是指在中医药理论指导下认识和应用的药物，也是人们对我国传统药物的总称。中药除少数品种如青黛、冰片和阿胶等为人工制品外，大都是来自于植物、动物和矿物的非人工制品，并以植物来源为主，且种类繁多。中药材作为一种天然药物，其化学成分复杂，往往很难确定其有效成分的组成、含量、结构及物理化学性质，最终导致临床疗效不稳定。因此，运用现代的科学理论和技术，选择中药中具有生物活性的主要化学成分作为该中药的测定指标，建立定性鉴别和含量测定的方法，以此来控制中药材的质量具有实际意义。中药的含量测定就是测定其某类或某种成分的含量高低，以之作为判断该中药质量优劣的重要指标。为了确保临床用药安全有效，应对中药进行含量测定。

一、化学对照品的选定与制备

药品检验用标准品和对照品系指用于鉴别、检查和含量测定的标准物质。2015 年版《中国药典》（四部）的凡例规定，标准品、对照品（不包括色谱用的内标物质）均由国务院药品监督管理部门指定的单位制备、标定和供应。我国药品标准物质是国家颁布的药品标准使用的一种实物标准，其研制、标定、分装和发放的确认必须具有国家认可的合法程序。中国食品药品检定研究院标准物质与标准化研究所为我国药品标准物质管理、研究、制备、标定、审核、分发的唯一法定机构。

（一）化学对照品的选定

中药化学成分复杂，往往多种成分共同发挥临床疗效，因此，中药进行含量测定时，如何选取测定成分，确定测定所需的对照品是关键。在对中药进行质量控制时，应尽量选择与该中药临床疗效相一致的药效成分作为测定指标，进行含量测定。中药含量测定所需化学对照品的选定主要从以下几方面来考虑。

1. 测定有效成分 对于有效成分清楚，其药理作用与该味药的主治功能相一致的成分，应作为首选的含量测定指标。

2. 测定毒性成分 对于一些毒性中药，如千里光中含有吡咯里西啶类生物碱——阿多尼弗林碱（adonifoline），该类生物碱具有肝毒性，2015 年版《中国药典》（一部）千里光项下规定对阿多尼弗林碱含量进行限量检查，将其作为质控指标之一，以保证临床用药安全。

3. 测定总成分 有效部位或指标性成分类别清楚的，可进行总成分的测定，如总黄酮、总生物碱、总皂苷、总有机酸和总挥发油等。

4. 对有效成分不明确的中药可采用以下几种方法

（1）测定指标性成分　即可选定药材的主要成分进行测定，指标性成分专属性要强，其含量高低可代表药材的内在质量。

（2）测定浸出物　溶剂的选择应具针对性，能达到控制质量的目的。选择溶剂有醚溶性、醇溶性和水溶性 3 部分。

5. 测定专属性成分　被测成分应归属于某一药味，若为两味或两味以上药材所共有，则不应选为定量指标。如处方中同时含有黄连和黄柏，因二者均含有小檗碱，最好不选小檗碱作为定量指标。

6. 测定易损失的成分　测定在制备、贮存过程中易损失的成分。如冰片中的挥发性成分。

7. 检测成分时要注意　结合中医临床功能主治与现代药理学研究结果来共同确定。有时须选择总成分和某一单一成分分别测定，同时作为该中药含量测定的指标。

（二）化学对照品的制备

与其他化学对照品相比，中药化学对照品绝大多数从天然动、植物中提取分离得到。由于天然产物成分复杂，含量相对较低，提取得到一定数量的化合物有相当难度。大多无相应的国际对照物质和系统的文献资料，只能利用大量散在的原始文献资料。因此，中药化学对照品的制备除遵循一般化学对照品制备的原则外，还要对原料的提取及精制技术、结构鉴定、纯度分析方法进行细致的研究，以保证对照品质量的提高和品种增长的需求。

原料的选择是制备中药化学对照品首先要解决的问题。不同的原料其共存成分不同，所需成分的含量不同，会产生不同的分离效果和收率。中药化学对照品的来源有二，一是从动植物（主要是植物）材料中提取分离；二是化学合成。动植物的不同品种，不同采收时期，由于受遗传及生态环境的影响，化学成分含量会有很大的差异。对要选用的原料，事先要经过鉴定，确保所用原料的品种正确，所用品种的产地相对稳定。

在原料选定后，化学对照品制备方法大体为采用适合的溶剂进行提取，提取方法可用溶剂提取法，然后采用适当方法进行浓缩、蒸馏和萃取，再采用适当方法进行分离，一般可用柱色谱进行分离，经一系列处理后可得到粗晶，再进一步分离，可得到纯化合物，最后对纯化合物进行纯度和结构鉴定。不同化学对照品其制备方法不一样，可参考文献制备方法。

（三）制备对照品的评价

备选对照物质的适用性评价需要综合应用多种分析方法进行评价，其评价工作分为鉴定和纯度测定两个主要内容。

1. 对照品的鉴定　中药化学对照品鉴定的目的就是验证其化学结构。对于新建立的品种，可以通过与已知物的 IR、NMR、MS 和 X-射线衍射谱的比较进行结构鉴定；对于无已知物比较或缺乏关于其性质的权威性资料的，就要采用鉴定新化合物的测试技术来进行鉴定工作。这些分析方法包括元素分析或高分辨质谱、NMR、IR、UV、晶体学研究以及其他必要的附加试验。

2. 对照品的纯度　中药化学对照品的纯度要求取决于它的使用目的。含量测定用对照品应符合相应检测对象所需纯度要求。用于中药材、中药饮片、中药提取物及中成药的紫外分光光度法、比色法、薄层扫描法、高效液相色谱法和气相色谱法等测定用，纯度应达到 98% 以上；用于单一成分原料及其制剂的含量测定对照品，则被视同化学药品对照品对待，纯度要求在 99.5% 以上，其中也包括色谱法中的内标物质。

三、提取物成分的含量测定

中药提取物是以中药为原料药，利用中药化学的提取分离技术，提取分离所获得的具有明确指标成分的单一组分或混合组分。在我国，中药提取物超过一百种，如传统中药提取物有人参提取物、甘草提取物、银杏叶提取物、连翘提取物和黄芩提取物等。2015 年版《中国药典》（一部）收录的提取物和植物油脂共有 47 种，比 2005 年版收录品种（31 种）显著增加。中药提取物检测项目包括鉴别、检查和含量测定 3 个部分，其中含量测定是对中药提取物内在质量优劣控制的重要手段。根据提取物纯度不同，可以选取不同指标采取不同的方法进行测定。

（一）测定指标的选定

提取物含量测定按其纯度不同，测定指标的选择也各不相同。纯度达 95% 以上的中药提取物，一般选择单一化合物进行测定，如穿心莲内酯的含量测定，以穿心莲内酯化学对照品进行其含量测定。

提取物中含量较低的但为活性成分的，可以采用该活性成分进行测定。

提取物中有效成分不明确的，可以测定其主要成分或其他指标性成分；或作浸出物测定。2015 年版《中国药典》中浸出物测定分为水溶性浸出物测定、醇溶性浸出物测定和挥发性醚浸出物测定。

（二）提取物含量测定

中药提取物含量通常采用的分析方法主要有高效液相色谱法、气相色谱法、薄层扫描法和紫外-可见分光光度法。

在含量测定之前，纯度不同的中药提取物，供试品的处理方法有较大区别。纯度高的单一成分中药提取物，只需经过简单前处理，有时直接采用适当的溶剂溶解后即可进行含量测定；而纯度不高，特别是含有多种组分的制剂，其样品前处理特别重要。

样品前处理一般使用超声提取法和索氏提取法。超声提取法由于其操作简便、快速，而且提取充分，已经广泛采用。固相萃取技术也是一种用途广泛而且日益受欢迎的样品前处理技术，它采用高效、高选择性的固定相，能显著减少溶剂用量，简化样品预处理过程，可很好地消除样品中杂质成分对检测的影响，提高检测的准确性，而且可以有效地延长仪器的使用寿命。

高效液相色谱法是目前应用最广的含量测定方法，其通过相应的检测器对中药提取物中的组分进行检测。大多数植物活性成分对紫外光有响应，因此在检测中紫外检测器应用最多。其他常用的检测器有蒸发光散射检测器、荧光检测器等。如银杏叶提取物中银杏内酯类成分，一些提取物中皂苷类成分、甾体类成分的检测可用蒸发光散射检测器进行检测；多环芳烃类物质可用荧光检测器进行检测。

气相色谱主要用于具有挥发性成分的检测，如芳香类化合物。如在 2015 年版《中国药典》（一部）中，薄荷素油中薄荷酮和薄荷脑的含量测定采用气相色谱法。

紫外-可见分光光度法测定快速，如岩白菜素的含量测定，采用紫外-可见分光光度法在 275nm 波长处进行含量测定。但如提取物纯度不高，需要前处理。有时也可以采用紫外-可见分光光度法测定提取物的总有效部位，如测定总黄酮、总生物碱的含量。

除此之外，尚可采用其他方法进行含量测定。如益母草流浸膏中盐酸水苏碱的含量测定，采用薄层扫描法。对于纯度较高的化合物提取物还可以采取经典的化学分析方法进行测定。如从小叶黄杨提取精制所得的环维黄杨星 D 采用非水滴定法进行测定。

四、含量测定方法

（一）高效液相色谱法

高效液相色谱法系采用高压输液泵将规定的流动相泵入装有填充剂的色谱柱，对供试品进行分离测定的色谱方法。注入的供试品，由流动相带入柱内，各组分在柱内被分离，并依次进入检测器，由数据处理系统记录和处理色谱信号。该方法已成为化学、医学、工业、农学、商检和法检等学科领域中重要的分离分析技术。高效液相色谱法的主要分离机制有吸附、分配、离子交换和排阻作用。

1. 对仪器的一般要求

（1）色谱柱　反相色谱系统使用非极性填充剂，常用的色谱柱填充剂为化学键合硅胶，以十八烷基硅烷键合硅胶最为常用，辛基硅烷键合硅胶和其他类型的硅烷键合硅胶（如氰基硅烷键合相和氨基硅烷键合相等）也有使用。正相色谱系统使用极性填充剂，常用的填充剂有硅胶等。凝胶或高分子多孔微球等填充剂用于分子排阻色谱等；离子交换填充剂用于离子交换色谱；手性键合填充剂用于对映异构体的拆分分析。

填充剂的性能（如载体的形状、粒径、孔径、表面积、键合基团的表面覆盖度、含碳量和键合类型等）以及色谱柱的填充，直接影响待测物的保留行为和分离效果。孔径在15nm（1nm＝10Å）以下的填充剂适合于分析分子量小于2000的化合物，分子量大于2000的化合物则应选择孔径在30nm以上的填充剂。除另有规定外，普通分析柱的填充剂粒径一般在3～10μm之间，粒径更小（约2μm）的填充剂常用于填装微径柱，如超高效液相（UPLC）使用的色谱柱（约1.7μm）。

以硅胶为载体的一般键合固定相填充剂适用pH2～8的流动相。当pH大于8时，可使载体硅胶溶解；当pH小于2时，与硅胶相连的化学键合相易水解脱落。当色谱系统中需使用pH大于8的流动相时，应选用耐碱的填充剂，如采用高纯硅胶为载体并具有高表面覆盖度的键合硅胶、包囊聚合物填充剂、有机-无机杂化填充剂或非硅胶填充剂等；当需使用pH小于2的流动相时，应选用耐酸的填充剂，如具有大体积侧链能产生空间位阻保护作用的二异丙基或二异丁基取代十八烷基硅烷键合硅胶、有机-无机杂化填充剂等。

（2）检测器　最常用的检测器为紫外检测器，其他常见的检测器有二极管阵列检测器（DAD）、荧光检测器、示差折光检测器、蒸发光散射检测器、电化学检测器和质谱检测器等。

紫外、二极管阵列、荧光、电化学检测器和质谱检测器为选择性检测器，其响应值不仅与待测溶液的浓度有关，还与化合物的结构有关。示差折光检测器和蒸发光散射检测器为通用型检测器，对所有化合物均有响应；蒸发光散射检测器对结构类似的化合物，其响应值几乎仅与待测物的质量有关；二极管阵列检测器可以同时记录待测物在规定波长范围内的吸收光谱，故可用于待测物的光谱测定和色谱峰的纯度检测；质谱检测器检测灵敏度较高，不仅可用于小分子物质的检测，还可应用于大分子物质的检测，如蛋白质、多肽等。

紫外、荧光、电化学和示差折光检测器的响应值与待测溶液的浓度在一定范围内呈线性关系，但蒸发光散射检测器响应值与待测溶液的浓度通常并不呈线性关系，必要时需对响应值进行数学转换后进行计算。

（3）流动相　可采用固定比例（等度洗脱）或按规定程序改变比例（梯度洗脱）的溶剂组成作为流动相系统。反相色谱系统的流动相首选甲醇-水系统（采用紫外末端波长检测时，首选乙腈-水系统），如经试用不适合时，再选用其他溶剂系统。应尽可能少用含有缓冲液的流动相，必须使用时，应尽可能选用含较低浓度缓冲液的流动相。由于C_{18}链在水相环境中不易保持伸展状态，故对于十八烷基硅烷键合硅胶为固定相的反相色谱系统，流动相中有机溶剂的比例通常应不低于5%，否则C_{18}链的随机卷曲将导致组分保留值变化，造成色谱系统不稳定。

因为不同的检测器对流动相的要求不同，因此确定流动相时要结合测定所选用的检测器。如采用紫外检测器，所用流动相至少符合紫外-可见分光光度法对溶剂的要求；采用低波长检测时，还应考虑有机相中有机溶剂的截止使用波长，并选用色谱级有机溶剂。蒸发光散射检测器和质谱检测器通常不允许使用含不挥发盐组分的流动相。

在2015年版《中国药典》正文中各品种项下规定的条件，除固定相种类、流动相组成和检测器类型不得任意改变外，其余如色谱柱内径、长度、载体粒度、流动相流速、混合流动相各组分的比例、柱温、进样量和检测器的灵敏度等，均可适当改变，以适应具体的色谱系统并达到系统适用性试验的要求。

2. 系统适用性试验　色谱系统的适用性试验通常包括理论板数、分离度、重复性和拖尾因子等四个参数，其中，待测物的分离度和重复性是系统适用性试验的重要参数。

（1）色谱柱的理论板数（n）　在规定的色谱条件下，注入供试品溶液或各品种项下规定的内标物质溶液，记录色谱图，量出供试品主成分峰或内标物质峰的保留时间 t_R（以分钟或长度计，下同，但应取相同单位）和峰宽（W）或半高峰宽（$W_{h/2}$），按 $n=16(t_R/W)^2$ 或 $n=5.54(t_R/W_{h/2})^2$ 计算色谱柱的理论板数。

（2）分离度（R）　用于评价待测组分与相邻共存物或难分离物质之间的分离程度，是衡量色谱系统效能的关键指标。定量分析时，为便于准确测量，要求定量峰与其他峰或内标峰之间有较好的分离度。分离度（R）的计算公式为：

$$R=\frac{2\times(t_{R_1}-t_{R_2})}{W_1+W_2} \quad 或 \quad R=\frac{2\times(t_{R_2}-t_{R_1})}{1.70\times(W_{1,h/2}+W_{2,h/2})}$$

式中，t_{R_2} 为相邻两峰中后一峰的保留时间；t_{R_1} 为相邻两峰中前一峰的保留时间；W_1、W_2 及 $W_{1,h/2}$、$W_{2,h/2}$ 为此相邻两峰的峰宽。除另有规定外，分离度应大于1.5。

（3）重复性　用于评价连续进样中，色谱系统响应值的重复性能。方法是取各品种项下的对照溶液，连续进样6次，一般其峰面积测量值的相对标准偏差应不大于2.0%。也可按各品种校正因子测定项下，配制相当于80%、100%和120%的对照品溶液，加入规定量的内标溶液，配成3种不同浓度的溶液，分别至少进样2次，计算平均校正因子。其相对标准偏差也应不大于2.0%。

（4）拖尾因子（T）　用于评价色谱峰的对称性。为保证测量精度，应检查待测峰的拖尾因子是否符合各品种项下的规定，或不同浓度进样的校正因子误差是否符合要求。拖尾因子计算公式为：

$$T=\frac{W_{0.05h}}{2d_1}$$

式中 $W_{0.05h}$ 为5%峰高处的峰宽；d_1 为峰顶点至峰前沿之间的距离。除另有规定外，峰高法定量时 T 应在0.95~1.05之间。峰面积法测定时，若拖尾严重，将影响峰面积的准确测量。必要时，应在各品种项下对拖尾因子作出规定。

3. 测定法

（1）外标法　精密称（量）取对照品和供试品，配制成溶液，分别精密取一定量注入仪器，记录色谱图，测量对照品和供试品待测成分的峰面积（或峰高），按下式计算含量：

$$C_X=C_R\frac{A_x}{A_R}$$

式中各符号意义同上。由于微量注射器不易精确控制进样量，当采用外标法测定供试品中某杂质或主成分含量时，以定量环或自动进样器进样为好。

（2）内标法　精密称（量）取对照品和内标物质，分别配成溶液，精密量取各溶液，配成校正因子测定用的对照溶液。取一定量注入仪器，记录色谱图。测量对照品和内标物质的峰面积或峰高，按下式计算校正因子 f：

$$f=\frac{A_S/C_S}{A_R/C_R}$$

式中 A_S 为内标物质的峰面积或峰高；A_R 为对照品的峰面积或峰高；C_S 为内标物质的浓度；C_R 为对照品的浓度。

再取含有内标物质的供试品溶液，注入仪器，记录色谱图，测量供试品（或其杂质）峰和内标物质的峰面积或峰高，按下式计算含量：

$$C_X = f \times \frac{A_X}{A'_S/C'_S}$$

式中 A_X 为供试品（或其杂质）峰面积或峰高；C_X 为供试品（或其杂质）的浓度；A'_S 为供试品溶液中内标物质的峰面积或峰高；C'_S 为供试品溶液中内标物质的浓度；f 为校正因子。

当配制校正因子测定用的对照溶液和含有内标物质的供试品溶液使用同一份内标物质溶液时，$C_S = C'_S$，则配制内标物质溶液不必精密称（量）取。采用内标法可避免因样品前处理及进样体积误差对测定结果的影响。

（3）面积归一化法　由于峰面积归一化法测定误差大，因此，本法通常只能用于粗略考察供试品中的杂质含量。除另有规定外，一般不宜用于微量杂质的检查。方法是测量各杂质峰的面积和色谱图上除溶剂峰以外的总色谱峰面积，计算各杂质峰面积及其之和占总峰面积的百分率。

（4）一测多评法　通过建立样品中某一有效、廉价、易得的典型成分与样品其他待测成分间的相对校正因子（relative correction factor）以计算样品中其他成分的量。一测多评法整合了内标、校正因子等方法的优势，根据待测成分间存在的内在函数关系和比例关系，仅使用一个对照品实现对多个成分的同步测定，适用于药效成分复杂多样的中药，符合中药成分复杂、功效多样的特点。2015 年版《中国药典》（一部）新增 8 个使用一测多评法的品种，相比 2010 年版《中国药典》（一部）有大幅增加。

实例 1　茵陈提取物中绿原酸含量测定

照高效液相色谱法［2015 年版《中国药典》（一部）通则 0512］测定。

色谱条件与系统适用性试验　以十八烷基硅烷键合硅胶为填充剂；以乙腈-0.05% 磷酸溶液（10∶90）为流动相；检测波长为 327nm。理论板数按绿原酸峰计算应不低于 10000。

对照品溶液的制备　取绿原酸对照品适量，精密称定，置棕色量瓶中，加 50% 甲醇制成每 1ml 含 40μg 的溶液，即得。

供试品溶液的制备　取本品 0.3g，精密称定，置 50ml 棕色量瓶中，加 50% 甲醇适量，超声处理使溶解，放冷，加 50% 甲醇至刻度，摇匀，离心，精密量取上清液 3ml，置 10ml 棕色量瓶中，加 50% 甲醇至刻度，摇匀，即得。

测定法　分别精密吸取对照品溶液与供试品溶液各 10~20μl，注入液相色谱仪，测定，即得。

本品按干燥品计算，含绿原酸（$C_{16}H_{18}O_9$）不得少于 1.0%。

实例 2　黄芩提取物中黄芩苷含量测定

照高效液相色谱法［2015 年版《中国药典》（一部）通则 0512］测定。

色谱条件与系统适用性试验　以十八烷基硅烷键合硅胶为填充剂；以甲醇-水-磷酸（47∶53∶0.2）为流动相，检测波长为 280nm。理论板数按黄芩苷峰计算应不低于 2500。

对照品溶液的制备　精密称取黄芩苷盐对照品适量，加甲醇制成每 1ml 含 60μg 的溶液，即得。

供试品溶液的制备　取本品约 10mg，精密称定，置 25ml 量瓶中，加甲醇至刻度，摇匀。精密量取 5ml，置 25ml 量瓶中，加甲醇至刻度，摇匀，滤过，取续滤液，即得。

测定法　分别精密吸取对照品溶液与供试品溶液各 10μl，注入液相色谱仪，测定，即得。

本品按干燥品计算，含黄芩苷（$C_{21}H_{18}O_{11}$）不得少于 85.0%。

实例 3　甘草浸膏中甘草酸含量测定

照高效液相色谱法［2015 年版《中国药典》（一部）通则 0512］测定。

色谱条件与系统适用性试验　以十八烷基硅烷键合硅胶为填充剂；以乙腈为流动相 A，以 0.05% 磷酸溶液为流动相 B，按下表中的规定进行梯度洗脱；检测波长为 237nm。理论板数按甘草酸峰计算应不低于 5000。

时间（min）	流动相 A（%）	流动相 B（%）
0~8	19	81
8~35	19→50	81→50
35~36	50→100	50→0
36~40	100→19	0→81

对照品溶液的制备　取甘草苷对照品适量，精密称定，用 70% 乙醇制成每 1ml 含甘草苷 20μg 的对照品溶液；取甘草酸铵对照品适量，精密称定，用 70% 乙醇制成每 1ml 含甘草酸铵 0.2mg（折合甘草酸为 0.1959mg）的对照品溶液。

供试品溶液的制备　取本品，研细，取约 0.2g，精密称定，置具塞锥形瓶中，精密加入 70% 乙醇 100ml，密塞，称定重量，超声处理（功率 250W，频率 40kHz）30 分钟，取出，放冷，再称定重量，用 70% 乙醇补足减失的重量，摇匀，滤过，取续滤液，即得。

测定法　分别精密吸取对照品溶液与供试品溶液各 10μl，注入液相色谱仪，测定，即得。

本品按干燥品计算，含甘草苷（$C_{21}H_{22}O_9$）不得少于 0.5%，甘草酸（$C_{42}H_{62}O_{16}$）不得少于 7.0%。

实例 4　银杏叶提取物中总黄酮醇苷的含量测定

照高效液相色谱法［2015 年版《中国药典》（一部）通则 0512］测定。

色谱条件与系统适用性试验　用十八烷基硅烷键合硅胶为填充剂；以甲醇-0.4% 磷酸溶液（50：50）为流动相；检测波长为 360nm。理论板数按槲皮素峰计算应不低于 2500。

对照品溶液的制备　取槲皮素对照品适量，精密称定，加甲醇制成每 1ml 分别含 30μg 的溶液，即得。

供试品溶液的制备　取本品约 35mg，精密称定，加甲醇-25% 盐酸（4：1）的混合溶液 25ml，置水浴中加热回流 30 分钟，迅速冷却至室温，转移至 50ml 量瓶中，用甲醇稀释至刻度，摇匀，滤过，取续滤液，即得。

测定法　分别精密吸取对照品溶液与供试品溶液各 10μl，注入液相色谱仪，测定，以槲皮素对照品的峰面积为对照，分别按下表相对应的校正因子计算槲皮素、山柰素和异鼠李素的含量，用待测成分色谱峰与槲皮素色谱峰的相对保留时间确定槲皮素、山柰素和异鼠李素的峰位，其相对保留时间应在规定值的±5% 范围之内（若相对保留时间偏离超过 5%，则应以相应的被替代对照品确证为准），即得。相对保留时间及样正因子（F）见下表。

待测成分（峰）	相对保留时间	校正因子（F）
槲皮素	1.00	1.0000
山柰素	1.77	1.0020
异鼠李素	2.00	1.0890

总黄酮醇苷含量=（槲皮素含量+山奈素含量+异鼠李素含量）×2.51

本品按干燥品计，含总黄酮醇苷不得少于24.0%。

（二）气相色谱法

气相色谱法系采用气体为流动相（载气）流经装有填充剂的色谱柱进行分离测定的色谱方法。物质或其衍生物气化后，被载气带入色谱柱进行分离。各组分先后进入检测器，用记录仪、积分仪或数据处理系统记录色谱信号。

1. 对仪器的一般要求 所用的仪器为气相色谱仪，由载气源、进样部分、色谱柱、柱温箱、检测器和数据处理系统组成。进样部分、色谱柱和检测器的温度均应根据分析要求适当设定。

（1）载气源 气相色谱法的流动相为气体，称为载气。氦、氮和氢可用作载气，可由高压钢瓶或高纯度气体发生器提供。经过适当的减压装置，以一定的流速经过进样器和色谱柱。一般根据供试品的性质和检测器种类选择载气，但最常用载气为氮气。

（2）进样部分 进样方式一般可采用溶液直接进样或顶空进样。

溶液直接进样采用微量注射器、微量进样阀或有分流装置的气化室进样。采用溶液直接进样时，进样口温度应高于柱温30~50℃；进样量一般不超过数微升；柱径越细，进样量应越小，采用毛细管柱时，一般应分流以免过载。

顶空进样适用于固体和液体供试品中挥发性组分的分离和测定。将固态或液态的供试品制成供试液后置于密闭小瓶中，在恒温控制的加热室中加热至供试品中挥发性组分在非气态和气态达至平衡后，由进样器自动吸取一定体积的顶空气注入色谱柱中。

（3）色谱柱 色谱柱为填充柱或毛细管柱。填充柱的材质为不锈钢或玻璃，内径为2~4mm，柱长为2~4mm，内装吸附剂、高分子多孔小球或涂渍固定液的载体，粒径为0.25~0.18mm、0.18~0.15mm或0.15~0.125mm。常用载体为经酸洗并硅烷化处理的硅藻土或高分子多孔小球，常用固定液有甲基聚硅氧烷、聚乙二醇等。毛细管柱的材质为玻璃或石英，内壁或载体经涂渍或交联固定液，内径一般为0.25mm、0.32mm或0.53mm，柱长5~60m，固定液膜厚0.1~5.0μm。常用的固定液有甲基聚硅氧烷、不同比例组成的苯基甲基聚硅烷、聚乙二醇等。

新填充柱和毛细管柱在使用前需老化以除去残留溶剂及低分子量的聚合物，色谱柱如长期未用，使用前应老化处理，使基线稳定。

（4）柱温箱 由于柱温箱温度的波动会影响色谱分析结果的重现性，因此柱温箱控温精度应在±1℃。温度控制系统分为恒温和程序升温两种。

（5）检测器 适合气相色谱法的检测器有火焰离子化检测器（FID）、热导检测器（TCD）、氮磷检测器（NPD）、火焰光度检测器（FPD）、电子捕获检测器（ECD）、质谱检测器（MS）等。火焰离子化检测器对碳氢化合物响应良好，适合检测大多数的药物；氮磷检测器对含氮、磷元素的化合物灵敏度高；火焰光度检测器对含磷、硫元素的化合物灵敏度高；电子捕获检测器适于含卤素的化合物；质谱检测器还能给出供试品某个成分相应的结构信息，可用于结构确证。除另有规定外，一般用火焰离子化检测器，用氢气作为燃气，空气作为助燃气。在使用火焰离子化检测器时，检测器温度一般应高于柱温，并不得低于150℃，以免水汽凝结，通常为250~350℃。

（6）数据处理系统 可分为记录仪、积分仪以及计算机工作站等。

各品种项下规定的色谱条件，除检测器种类、固定液品种及特殊指定的色谱柱材料不得改变外，其余如色谱柱内径、长度、载体牌号、粒度、固定液涂布浓度、载气流速、柱温、进样量、检测器的灵敏度等，均可适当改变，以适应具体品种并符合系统适用性试验的要求。

2. 系统适用性试验　除另有规定外，应照高效液相色谱法［2015 年版《中国药典》（一部）通则 0512］项下的规定。

3. 测定法

（1）内标法加校正因子测定供试品中某个杂质或主成分含量。

（2）外标法测定供试品中某个杂质或主成分含量。

（3）面积归一化法。

上述（1）～（3）法的具体内容均同高效液相色谱法的相应规定。

（4）标准溶液加入法测定供试品中某个杂质或主成分的含量。

精密称（量）取某个杂质或待测成分对照品适量，配制成适当浓度的对照品溶液，取一定量，精密加入到供试品溶液中，根据外标法或内标法测定杂质或主成分含量，再扣除加入的对照品溶液含量，即得供试液溶液中某个杂质和主成分含量。

也可按下述公式进行计算，加入对照品溶液前后校正因子应相同。即：

$$\frac{A_{is}}{A_X}=\frac{C_X+\Delta C_X}{C_X}$$

则待测组分的浓度 C_X 可通过如下公式进行计算：

$$C_X=\frac{\Delta C_X}{(A_{is}/A_X)-1}$$

式中，C_X 为供试品中组分 X 的浓度；

A_X 为供试品中组分 X 的色谱峰面积；

ΔC_X 为所加入的已知浓度的待测组分对照品的浓度；

A_{is} 为加入对照品后组分 X 的色谱峰面积。

气相色谱法定量分析，当采用手工进样时，由于留针时间和室温等对进样量的影响，使进样量不易精确控制，故最好采用内标法定量；而采用自动进样器时，由于进样重复性的提高，在保证进样误差的前提下，也可采用外标法定量。当采用顶空进样技术时，由于供试品和对照品处于不完全相同的基质中，故可采用标准溶液加入法以消除基质效应的影响；当标准溶液加入法与其他定量方法不一致时，应以标准加入法结果为准。

实例 1　薄荷素油中薄荷脑的含量测定

照气相色谱法［2015 年版《中国药典》（一部）通则 0521］测定。

色谱条件与系统适用性试验　以改性聚乙二醇为固定相的毛细管柱（柱长为 30m，内径为 0.25mm，膜厚度为 0.25μm）；柱温为程序升温：初始温度 60℃，保持 4 分钟，以每分钟 2℃的速率升温至 100℃，再以每分钟 10℃的速率升温至 230℃，保持 1 分钟；进样口温度 250℃；检测器温度 250℃；分流进样，分流比 5∶1。理论板数按萘峰计算应不低于 20000。

校正因子测定　取萘适量，精密称定，加无水乙醇制成每 1ml 含 1.8mg 的溶液，摇匀，作为内标溶液。另取薄荷脑对照品约 30mg，精密称定，置 10ml 量瓶中，加内标溶液至刻度，摇匀，吸取 1μl 注入气相色谱仪，计算校正因子。

测定法　取本品约 80mg，精密称定，置 10ml 量瓶中，加内标溶液至刻度，摇匀，吸取 1μl 注入气相色谱仪，测定，即得。

本品含薄荷脑（$C_{10}H_{20}O$）应为 28.0%～40.0%。

实例 2　八角茴香油中反式茴香脑的含量测定

照气相色谱法［2015 年版《中国药典》（一部）通则 0521］测定。

色谱条件与系统适用性试验　以聚乙二醇 20000（PEG-20M）为固定相的毛细管柱（内径为 0.53mm，柱长为 30m，膜厚度为 1μm）；柱温为程序升温：初始温度为 70℃，保持 3 分钟，以每分钟 5℃的速率升温至 200℃，保持 5 分钟；分流进样，分流比为 10∶1。理论板数按环已酮峰计算应不低于 50000。

校正因子测定　取环已酮适量，精密称定，加乙酸乙酯制成每 1ml 含 50mg 的溶液，作为内标溶液。另取反式茴香脑对照品 60mg，精密称定，置 50ml 量瓶中，精密加入内标溶液 1ml，加乙酸乙酯至刻度，摇匀，吸取 1μl，注入气相色谱仪，测定，计算校正因子。

测定法　取本品约 50mg，精密称定，置 50ml 量瓶中，精密加入内标溶液 1ml，加乙酸乙酯至刻度，摇匀，作为供试品溶液。吸取 1μl，注入气相色谱仪，测定，即得。

本品含反式茴香脑（$C_{10}H_{12}O$）不得少于 80.0%。

实例 3　肉桂油中桂皮醛的含量测定

照气相色谱法［2015 年版《中国药典》（一部）通则 0521］测定。

色谱条件与系统适用性试验　以交联 5% 苯基甲基聚硅氧烷为固定相的毛细管柱（柱长 30m，内径 0.32mm，膜厚度 0.25μm）；柱温为程序升温：初始温度 100℃，以每分钟 5℃的速率升温至 150℃，保持 5 分钟，再以每分钟 5℃的速率升温至 200℃，保持 5 分钟；进样口温度为 200℃；检测器温度为 220℃；分流进样，分流比为 20∶1。理论板数按桂皮醛峰计算应不低于 20000。

对照品溶液的制备　取桂皮醛对照品适量，精密称定，加乙酸乙酯制成每 1ml 含 3mg 的溶液，即得。

供试品溶液的制备　取本品约 100mg，精密称定，置 25ml 量瓶中，加乙酸乙酯至刻度，摇匀，即得。

测定法　分别精密吸取对照品溶液与供试品溶液各 1μl，注入气相色谱仪，测定，即得。

本品含桂皮醛（C_9H_8O）不得少于 75.0%。

（三）薄层扫描法

薄层扫描法是以薄层色谱法为基础发展起来的薄层色谱组分原位分析方法及薄层色谱的记录方法，又称薄层色谱扫描法（TLCS）。薄层扫描法系指用一定波长的光照射在薄层板上，对薄层色谱中可吸收紫外光或可见光的斑点，或经激发后能发射出荧光的斑点进行扫描，将扫描得到的图谱及积分数据用于鉴别、检查或含量测定。测定时可根据不同薄层扫描仪的结构特点，按照规定方式扫描测定。

1. 薄层扫描的测定方式　根据薄层扫描的测定方式分为吸收测定法、荧光测定法和荧光淬灭法。

（1）吸收测定法　根据对光测定方式的不同，可分为反射法、透射法以及透射法-反射法，其中反射法应用较普遍。该法适用于在可见、紫外区有吸收的物质，及通过色谱前或色谱后衍生成上述化合物的样品组分，可分别以钨灯和氘灯为光源，在 200~800nm 波长范围内选择合适波长进行测定。

（2）荧光测定法　该法适合于本身具有荧光或经过适当处理后可产生荧光的物质的测定，光源用氙灯或汞灯，采用直线式扫描。荧光测定法专属性强，灵敏度比吸收法高 1~3 个数量级，最低可测到 10~50pg 样品，但适用范围较窄。对于能产生荧光的物质，可直接采用荧光扫描法测定。对于有紫外吸收，而不能产生荧光的物质，需采用荧光淬灭法测定。

（3）荧光淬灭法　含有荧光剂的薄层板，在紫外光照射下，薄层背景产生荧光，薄层板上化合物斑点处由于一部分紫外光被化合物吸收而呈暗色。在测定中，可由荧光减弱的程度测出化合物的含量。由于吸附剂与荧光剂很难混合均匀，故薄层板各部分的荧光强度多少有所差别，故基线噪声较大，不适用于定量，但可用于斑点的定位。

2. 操作方法　操作流程包括薄层板的制备、样品液与对照液制备、点样、展开、显色（或定位）、上机扫描、色谱峰确认及定量。除上机扫描和色谱峰确认及定量外，其余操作方法与薄层色谱法相同。

3. 定量分析方法

（1）方法学考察

①工作曲线：检查所选择的散射常数 SX 值是否适宜；考察工作曲线是否过原点，以便确定采用一点法或二点法定量；确定点样量的线性范围。

②精密度考察：同一供试品溶液，在同一块薄层板上以相同点样量平行点 5 点以上，RSD 应小于 4%。

③准确度考察：用加样回收率（R）来衡量，其值应在 95%～105%之间，测量数据一般为 5~6 个。

（2）定量方法

①外标法：定量时，在薄层板上点样品溶液时随行点已知浓度的对照品溶液。外标法可分为外标一点法和外标二点法。当工作曲线是通过原点的直线时，选用一种浓度的对照品溶液，为外标一点法；当工作曲线不通过原点时，选用高低两种浓度的对照品溶液随样品溶液点在同一薄层上，为外标二点法。

②内标法：本法和外标法的主要区别在于用内标法时面积累计值为被测成分和内标物斑点面积值之比。在样品溶液中加入一种在样品溶液中不存在的，但性质与被测物质类似且又与样品中被测成分很易分离的纯化合物。由于内标物的选择比较困难，因此在薄层定量时很少选用内标法。内标法也分为一点法和二点法，选择原则与外标法相同。

4. 测光形式　薄层色谱扫描可使用单波长和双波长进行测定。单波长薄层扫描是使用一种波长的光束对薄层进行扫描；适合于分离度好，背景干扰小的薄层色谱。双波长薄层扫描是用测定波长和参比波长分别扫描层板，测定样品斑点在两波长下的吸收度之差；可减少分离度欠佳的组分间的相互干扰，并减少薄层板的背景干扰。操作时应选择待测斑点无吸收或最小吸收的波长作为参比波长。

5. 扫描方式　根据扫描时光束的轨迹不同，波长色谱扫描又可分为直线扫描和锯齿扫描。

（1）直线扫描（线性扫描）　直线扫描时一般采用一束比待测斑点略宽的狭窄光带沿展开方向作单向等速扫描，它适合于形状较规则斑点的扫描。对于外形规则的斑点，采用直线扫描可以缩短测定时间。在进行斑点的荧光测定时一般只用直线扫描。

（2）锯齿扫描（矩形扫描）　使用微小正方形光束沿展开方向扫描的同时，再垂直于展开方向进行反复式扫描，扫描过程中光束的运动轨迹呈锯齿形或矩形。由于把光束缩小到使光束内斑点浓度变化可以忽略的程度，因此可以得到正确的测定值。这种扫描方式对于形状不规则或分布不均匀的斑点扫描重复性较好，但扫描速度较慢。

实例　益母草流浸膏中盐酸水苏碱的含量测定

照薄层色谱法［2015 年版《中国药典》（一部）通则 0502］测定。

取本品约 5g，精密称定，用稀盐酸调节 pH 至 1～2，加置强酸性阳离子交换树脂柱（732 型钠型，内径 2cm，柱长 15cm）上，以每分钟 8ml 的速度用水洗至流出液近无色，弃去水液，再以每分钟 2ml 的速度用 2mol/L 氨水溶液 150ml 洗脱，收集洗脱液，蒸干，残渣加甲醇使溶解，转移至 10ml 量瓶中，加甲醇稀释至刻度，摇匀，静置，取上清液，作为供试品溶液。另取盐酸水苏碱对照品适量，精密称量，加甲醇制成每 1ml 含 2mg 的溶液，作为对照品溶液。照薄层色谱法（通则 0502）试验，精密吸取供试品溶液 8μl，对照品溶液 3μl 与 8μl，分别交叉点于同一硅胶 G 薄层板上，以乙酸乙酯-正丁醇-盐酸（1∶8∶3）为展开剂，展开，取出，晾干，在 105℃加热 15 分钟，放冷，喷以稀碘化铋钾试液-1%三氯化铁乙醇溶液（10∶1）混合溶液至斑点显色清晰，晾干，在薄层板上覆盖同样大小的玻璃板，周围用胶布固定，照薄层色谱法（通则 0502 薄层色谱扫描法）进行扫描，波长：$\lambda_S = 510nm$，$\lambda_R = 700nm$，测得供试品吸光度积分值与对照品吸光度积分值，计算，即得。

本品含盐酸水苏碱（$C_7H_{13}NO_2 \cdot HCl$）不得少于 0.20%。

（四）紫外-可见分光光度法

紫外-可见分光光度法是根据物质分子对紫外-可见光区 190~800nm 的电磁辐射的吸收特性建立起来的一种光谱分析法。具有较高的灵敏度和准确度，检出限度可达 10^{-7} g/ml，相对误差通常为 1%~5%，设备简单，操作简便，易于掌握和推广。

（1）对溶剂的要求　含有杂原子的有机溶剂，通常均具有很强的末端吸收。因此，当作溶剂使用时，它们的使用范围不能小于截止使用波长。例如甲醇、乙醇的截止使用波长为 205nm。

（2）测定法　测定时，除另有规定外，应以配制供试品溶液的同批溶剂为空白对照，采用 1cm 的石英吸收池，在规定的吸收峰波长±2nm 以内测定几个点的吸光度，或由仪器在规定波长附近自动扫描测定，以核对供试品的吸收峰波长位置是否正确。除另有规定外，吸收峰波长应在该品种项下规定波长±2nm 以内，并以吸光度最大的波长作为测定波长。一般供试品溶液的吸光度读数，以在 0.3~0.7 之间的误差较小。由于吸收池和溶剂本身可能有空白吸收，因此测定供试品的吸光度后应减去空白读数，或由仪器自动扣除空白读数后再计算含量。

1. 对照品比较法　在同样条件下配制对照品溶液和供试品溶液，且使前者中所含被测成分的量应为后者中被测成分的量的 100%±10%，所用溶剂也应完全一致。在规定波长处测定供试品溶液和对照品溶液的吸收度，按下式计算出供试品中被测成分的浓度：

$$C_X = (A_X/A_R)\ C_R$$

式中 C_X 为供试品溶液的浓度；A_X 为供试品溶液的吸光度；C_R 为对照品溶液的浓度；A_R 为对照品溶液的吸光度。

2. 吸收系数法　测定所配供试品溶液在规定波长处的吸收度，根据被测成分的吸收系数（$E_{1cm}^{1\%}$）计算其含量。用本法测定时，吸收系数通常应大于 100，并注意仪器的校正和检定。

3. 比色法　供试品自身在紫外-可见光区没有强吸收，或为了避免干扰或提高灵敏度，加入适量显色剂后测定吸光度以测定其含量的方法为比色法。先配制一系列不同浓度的对照品溶液，在相同条件下分别测定吸收度，绘制 A/C 标准曲线（相关系数 $r \geqslant 0.999$）。在相同条件下测定供试品溶液的吸收度，根据标准曲线就可求得供试品中被测成分的含量。

实例　岩白菜素的含量测定

照紫外-可见分光光度法［2015 年版《中国药典》（一部）通则 0401］测定。

取本品约 20mg，精密称定，置 50ml 量瓶中，加甲醇溶解并稀释至刻度，摇匀，精密量取 1ml，置 25ml 量瓶中，加甲醇至刻度，摇匀。照紫外-可见分光光度法（通则 0401），在 275nm 的波长处测定吸光度，按岩石菜素（$C_{14}H_{16}O_9$）的吸收系数（$E_{1cm}^{1\%}$）248 计算，即得。

本品按干燥品计算，含岩白菜素（$C_{14}H_{16}O_9$）应为 97.0%~103.0%。

下篇

实 验 篇

第四章　中药化学各类成分的基本实验

第一节　色谱分析实验（薄层色谱、柱色谱）

一、薄层色谱

薄层色谱法是一种在色谱法中应用最广泛的方法，适用于微量样品的分离鉴定，具有分离速度快、效率高等特点。

（一）目的要求

学习和掌握硅胶薄层色谱板的制备方法。

（二）基本原理

薄层色谱是在薄层板上点样，在展开容器内用展开剂展开，使供试品所含成分分离，与适宜的对照物按同法所得色谱图对比，并可用薄层扫描仪进行扫描，用以样品的鉴别、杂质检查或含量测定。薄层色谱按分离机制可分为吸附、分配、离子交换和凝胶过滤色谱等。通常使用的是吸附色谱，是将适宜的吸附剂或载体均匀涂布于玻璃板、塑料或铝基片上，形成薄层，利用吸附剂对化合物吸附能力的不同而达到分离。

固定相或载体有硅胶 GF_{254}、硅胶 G、硅胶 H、硅胶 HF_{254}、硅藻土、硅藻土 G、氧化铝、氧化铝 G、微晶纤维素和微晶纤维素 F_{254}等，常用的固定相为硅胶 GF_{254}和硅胶 G。薄层板制备一般可分为不含黏合剂和含黏合剂两种，前者系将固定相直接涂布于玻璃板上，而后者在固定相中加入一定量的黏合剂。常用的黏合剂为羧甲基纤维素钠（CMC-Na），其配制成 0.3%～0.5%水溶液，与适量固定相混合后调成糊状，均匀涂布于玻璃板上；或用 10%～15%煅石膏（$CaSO_4 \cdot 2H_2O$ 在 140℃烘 4 小时），混匀后加水适量使用。

（三）实验方法

1. 薄层板制备　将玻璃板在排列盘中依次相邻放好，置涂布器于其中一端。除另有规定外，将 1 份固定相硅胶 H 和 3 份 CMC-Na 溶液在研钵中沿一方向研磨混合，去除表面的气泡后，倒入涂布器中，在玻板上平稳地移动涂布器进行涂布（厚度为 0.2～0.3mm）。取下涂好薄层的玻板，置水平台上于室温下晾干，后在 110℃烘 30 分钟，即置于有干燥剂的干燥箱中备用。使用前检查其均匀度（可通过透射光和反射光检视）。

2. 点样　取管口平整的专用毛细管吸取样品溶液，点样于上述制好的薄层板上，样品点的形状通常为圆点状或窄细的条带状，在离薄层一端为 2cm 左右的起始线上，离板边约有 1cm 的距离，点的直径一般为 2～3mm，点与点之间的距离一般为 1.5cm 左右，以不影响检出为宜。点样时必须注意勿损伤薄层表面。

3. 展开　点样完毕，待溶剂挥干后，用相应展开剂上行展开。样品展开前，展开缸需预先用展开剂饱和，即先加入足够量的展开剂，并在壁上贴二条与缸一样高、宽的滤纸条，一端浸入展开剂中，密封15~20分钟，使展开剂气液状态平衡。而后迅速将薄层板斜放在盛有展开剂的层析槽内，使其与液面成15°左右的夹角，点有样品的一端浸入溶剂中，深达0.5cm左右，切勿使溶剂浸没原点，盖好层析槽盖。当溶剂前沿达，迴板的另一端1cm左右时，即可取出薄层板，标出溶剂前沿位置。

需要注意的是，若展开剂为水饱和有机试剂或展开剂组成复杂，最好同时进行薄层板的饱和，即在展开缸饱和后将薄层板先放置于双槽层析缸未加展开剂的一侧，饱和完成，小心地将展开剂倾倒在放有板的一侧，进行展开。

4. 显色 取出薄层板，立即喷洒显色试剂，使其显色，计算 R_f 值。必要时可使用加热板等加热设备，使薄层板显色明显。样品如果有荧光或遇某些试剂可激发荧光的物质，可在365nm紫外灯下观察荧光色谱。若物质在可见光下无色，但在紫外灯下有吸收，可选用带荧光剂的硅胶板（硅胶 GF_{254} 板），在254nm紫外灯下观察荧光板面上的荧光淬灭物质形成的色谱。

二、柱色谱

（一）目的要求

1. 掌握硅胶色谱柱的填充方法。
2. 了解测定硅胶的活度及硅胶减活的方法。

（二）基本原理

柱色谱法是将色谱填料装填在色谱柱管内作固定相的色谱方法，根据色谱柱的尺寸、结构和制作方法的不同，又可分为填充柱色谱和毛细管柱色谱。柱色谱常用的有吸附色谱和分配色谱两类。吸附色谱常用氧化铝和硅胶作固定相，而分配色谱中以硅胶、硅藻土和纤维素作为支持剂，以吸收较大量的液体作固定相，而支持剂本身不起分离作用。

吸附柱色谱为内径均匀、下端（带或不带活塞）缩口的硬质玻璃管，端口或活塞上部具有筛板或铺垫适量棉花，管内填入表面积很大、经过活化的多孔性或粉状固体吸附剂，除另有规定外，通常采用直径为0.07~0.15mm的颗粒。当洗脱剂洗脱时，由于不同化合物吸附能力不同，往下洗脱的速度也不同，于是形成了不同层次，即溶质在柱中自上而下按对吸附剂的亲和力大小分别形成若干色带，再用溶剂洗脱时，已经分开的溶质可以从柱上分别洗出收集；还可以将柱内洗脱剂流干，挤出吸附剂后按色带分割开，再用溶剂将各色带中的溶质萃取出来。

吸附剂的吸附能力用活度来衡量，活度可以分为五级（表4-1）。通常认为其与吸附剂、被吸附物质和能产生这种吸附的位置的个数有关。Ⅰ级活度最高，对硅胶来说可以在不超过300℃的温度下加热数小时达到，向其中加入适量的水可以进一步降低其活度到Ⅱ~Ⅴ级，可以用特定染料的色谱行为来判断吸附剂的活度等级。

表4-1 硅胶的活度与含水量之间的关系

硅胶的含水量（重量百分比）	0	5	15	25	38
活度（依次降低）	Ⅰ	Ⅱ	Ⅲ	Ⅳ	Ⅴ

（三）实验方法

1. 硅胶活度的测定

（1）取一个3mm×105mm玻璃管，用棉花封住一端，从另一端向内加入待测活度的硅胶，同时轻敲玻璃管，使管内充满吸附剂。

（2）制备0.02%~0.05%的对二甲基氨基偶氮苯溶液。

（3）将上述溶液滴于棉花上，置玻璃管于一小试管中，用苯展开。

（4）当溶剂到达管的顶端时取出玻璃管，观察色带位置并计算染料 R_f 值。

（5）根据表4-2计算硅胶的活度。

表4-2　硅胶活度的测定

染料比移值（R_f）	0.15	0.55	0.65
硅胶含水量（重量百分比）	0	12	15
活度	Ⅰ	Ⅱ	Ⅲ

2. 硅胶的减活

（1）用上法测定所用硅胶的活度。

（2）根据硅胶的重量和要达到的活度计算减活所需加入水的体积。

（3）把水加入盛有硅胶的三角烧瓶中，密封，不时用力振摇。

（4）1小时后测定减活后的硅胶的活度。

3. 硅胶柱的填装

（1）湿法装柱　将脱脂棉或玻璃丝置于柱底部使形成一个松软的垫层，将吸附剂与洗脱剂混合，搅拌除去气泡，沿壁缓慢加入色谱柱中，倒入同时轻敲柱子外侧，使硅胶均匀沉降，下端打开活塞，保持洗脱剂流动状态，然后加入纯净洗脱剂使附着在管壁的吸附剂洗下，最后使色谱柱面平整。

（2）干法装柱　将脱脂棉或玻璃丝置于柱底部使形成一个松软的垫层，将吸附剂一次加入色谱柱中，振动管壁使其均匀下沉（必要时可使用真空泵由下端抽气），然后沿管壁缓慢加入适量洗脱剂，缓慢打开活塞，使展开剂均匀润湿下沉，洗脱剂缓慢流出，最后使吸附剂完全润湿，操作过程中应保持有充分的洗脱剂留在吸附剂的界面以上。

（四）思考与作业

1. 为何在铺板之前，色谱用的玻璃板要完全洗净并干燥？

2. 为何铺好的TLC板用前要在烘箱中干燥？

3. 实验中我们总是尽量避免使流动相液面低于色谱柱中吸附剂的上端，为什么？

第二节　化合物的精制纯化（结晶、重结晶）

通常从植物中分离得到的成分都有一定的结晶形态，当得到结晶型化合物时，所得化合物纯度较好。结晶过程本身可用于进一步分离纯化，但只有二者在溶解度上有明显差别时，方可根据化合物溶解度的不同用结晶法来达到目的。一般能结晶的化合物可得到单纯晶体，纯化合物的结晶有一定的熔点和结晶学特征，有利于判断化合物的性质，所以结晶法是研究分子结构的重要步骤。

由于初析出的结晶多少总会带有一些杂质，因此需要通过反复结晶，才能得到单一晶体，故此步骤称为复结晶或重结晶。有时植物中某一成分含量特别高，用合适的溶剂进行提取，提取液放冷或稍浓缩，便可得到结晶，这种例子屡见不鲜。

一、目的要求

1. 学习结晶和重结晶法提纯固体化合物的原理和方法。
2. 掌握抽滤、热滤操作和滤纸的折叠方法。
3. 了解重结晶时溶剂的选择。

二、基本原理

1. 结晶的条件 需要结晶的溶液，往往呈过饱和状态，然后在加温的情况下，使化合物溶解，过滤，除去不溶解的杂质，浓缩，放冷后析出，最合适的温度为5℃～10℃（若室温可析出晶体，则无须放入冰箱）。放置对形成结晶来说是一个重要条件，它可使溶剂自然挥发到适当的浓度即可析出结晶，特别在探索过程中，未知成分的结晶浓度很难预测。有时溶液太浓，黏度大就不易结晶，如果浓度适中，逐渐降温，有可能析出纯度较高的结晶，X-射线衍射用的单晶即采用此法。在结晶过程中溶液浓度高则析出结晶的速度快，颗粒较小，夹杂的杂质可能多些，有时自溶液中析出结晶的速度太快，超过化合物晶核的形成和分子定向排列的速度，往往只能得到无定形粉末。结晶过程和结晶条件的选择有时会花费很长时间，结晶的形状很多，常见为针状、柱状、棱柱状、板状、片状、方晶、粒状、簇状及多边形棱柱状晶体等，结晶形状随结晶的条件不同而异。

2. 结晶溶剂的选择 选择合适的溶剂是形成结晶的关键，所选溶剂应具备以下条件：①不与被提纯物质发生化学反应；②高温时被提纯物溶解度较高，低温时只能溶解很少量；③杂质溶解度极大或极小（前者杂质将留在母液中不析出，后者杂质将在热过滤时被除去）；④沸点不宜太高，也不宜太低，易挥发除去；⑤毒性小，便宜易得。

常用的结晶溶剂有甲醇、乙醇、丙酮和乙酸乙酯等，但所选溶剂的沸点应低于化合物的熔点以及结晶时的温度，以免受热分解变质或混入溶剂的结晶。不能选择适当的单一溶剂时可选用两种或两种以上溶剂组成的混合溶剂，要求低沸点溶剂对物质的溶解度大、高沸点溶剂对物质的溶解度小，这样在放置时，沸点低的溶剂较易挥发，而比例逐渐减少易达到过饱和状态，有利于结晶的形成。选择溶剂的沸点不宜太高，约在60℃左右，沸点太低溶剂损耗大，亦难以控制；太高则不易浓缩，同时不易除去。寻找合适的溶剂，一方面可参考同类型化合物的结晶条件，另一方面也可参考“相似相溶”的原则。如极性的羟基化合物易溶于甲醇、乙醇或水；多羟基化合物在水中比在甲醇中更易溶解；芳香族化合物易溶于苯和乙醚；杂环化合物可溶于醇，难溶于乙醚或石油醚；不易溶解于有机溶剂的化合物可用冰醋酸或吡啶。另外可用简单实验来选择合适溶剂：取0.1g目标物质于一小试管中，滴加约1ml溶剂，加热至沸。若完全溶解，且冷却后能析出大量晶体，一般认为这种溶剂合适。如样品在冷时或热时，都能溶于1ml溶剂中，则这种溶剂不合适。若样品不溶于1ml沸腾溶剂中，再分批加入溶剂，每次加入0.5ml，并加热至沸，总共用3ml热溶剂，而样品仍未溶解，这种溶剂也不合适。若样品溶于3ml以内的热溶剂中，冷却后仍无结晶析出，这种溶剂也不合适。如果难于选择一种适宜的溶剂，可考虑选用混合溶剂。混合溶剂一般由两种能互相溶解的溶剂组成，目标物质易溶于其中一种溶剂，而难溶于另一种溶剂。先将目标物质溶于易溶溶剂中，沸腾时趁热逐渐加入难溶的溶剂，至溶液变浑浊，再加入少许前一种溶剂或稍加热，溶液又变澄清。放置，冷却，使结晶析出。在此操作中，应维持溶液微沸。

在结晶或重结晶时要注意化合物是否和溶剂结合成加成物或含有结晶溶剂的化合物，有时也利用此性质使本来不易形成结晶的化合物得到结晶。

3. 制备结晶的方法　结晶形成过程包括晶核的形成与结晶的增长两步骤，因此选择适当的溶剂是形成晶核的关键。通常将化合物溶于适当溶剂中，过滤、浓缩至适当体积后，置三角瓶中塞紧瓶塞，静置。如果放置一段时间后没有结晶析出，可松动瓶塞，使溶剂自动挥发，可望得到结晶，或可加入少量晶种，加晶种是诱导晶核形成的有效手段。一般地说，结晶化过程具有高度的选择性，当加入同种分子，结晶便会立即增长。如果是光学异构体的混合物，可依晶种性质优先析出的是其同种光学异构体。若没有晶种时，可用玻璃棒摩擦玻璃容器内壁，产生微小颗粒代替晶核，以诱导方式使形成结晶，或用玻璃棒蘸取过饱和液在空气中挥发除去部分溶剂后形成固体或结晶，再摩擦玻璃器壁产生晶核。另外采用降低温度及自然挥发等条件促使晶核的形成，对蛋白质等大分子物质可加有机可溶性盐类盐析。

4. 结晶的操作　首先筛选合适的溶剂，将化合物加热溶解，溶液趁热抽滤或过滤，以除去其中的不溶性杂质；有时在过滤之前加入少量活性炭脱色处理，然后将溶液适当浓缩，使所需的化合物达到饱和，而其中的可溶性杂质尚未饱和，将其静置放冷，使其中的有效成分大部分析出后，抽滤结晶，并用少量不溶性溶剂洗涤，抽干后即得所需化合物。

由于植物中某些化合物含量非常少，故小量的物质的结晶或重结晶时均采用与该物质的量相适应的小容器。微量物质的结晶和重结晶可在小的离心管中进行。热溶液制备后立即离心，使不溶的杂质沉于管底，用吸管将上层清液移至另一个小的离心管中，令其结晶。结晶后，用离心的方法使晶体和母液分离。同时可在离心管中用小量的溶剂洗涤晶体，用离心的方法将溶剂与晶体分离。

5. 不易结晶或非晶体化合物　化合物不易结晶，一方面是本身的性质所决定，化合物本身就是不能形成晶体的化合物，如烟碱等；另一种可能纯度不够（通常杂质在 5% 以下），杂质含量较高引起。若是后者就需要进一步分离纯化，若是本身的性质，往往需要制备结晶性的衍生物或盐，然后用化学方法处理还原到原来的化合物，达到分离纯化的目的。

乙酰苯胺在水中的溶解度见表 4-3。

表 4-3　乙酰苯胺在水中的溶解度数据

T（℃）	20	25	50	80	100
S（g/mol）	0.46	0.56	0.84	3.45	5.5

三、实验方法

1. 称 2g 含乙酰苯胺粗品于 250ml 烧杯中，加入 40ml 蒸馏水，加热至沸腾使其溶解，再分次加水搅拌至乙酰苯胺全部溶解，再加入 20~30ml 的纯净水，并微沸 2~3 分钟，直到油状物质消失为止，稍冷，加少量活性炭吸附可能含有的色素，继续加热煮沸 5~10 分钟。

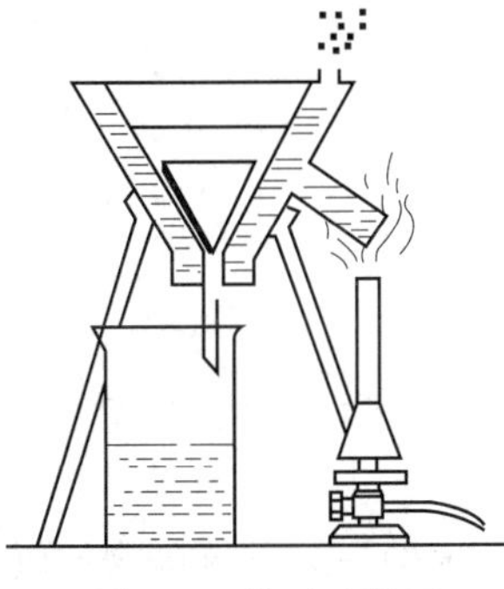

图 4-1　热过滤装置

2. 溶液趁热在热过滤装置（图 4-1）上使用扇形滤纸（滤纸折叠方式见图 4-2）过滤，滤液用烧杯收集，滤毕，将烧杯放于冷水浴中冷却，使结晶完全析出，同时可借助玻棒搅拌促使结晶形成。

3. 用抽滤瓶和布氏漏斗抽滤（真空抽滤装置见图 4-3）使结晶与母液分离，并用冷水洗涤结晶 2~3 次，抽滤至干后转移至滤纸上，置于表面皿晾干或烘干。

4. 称重并计算产率，将纯乙酰苯胺倒入制定回收瓶中。

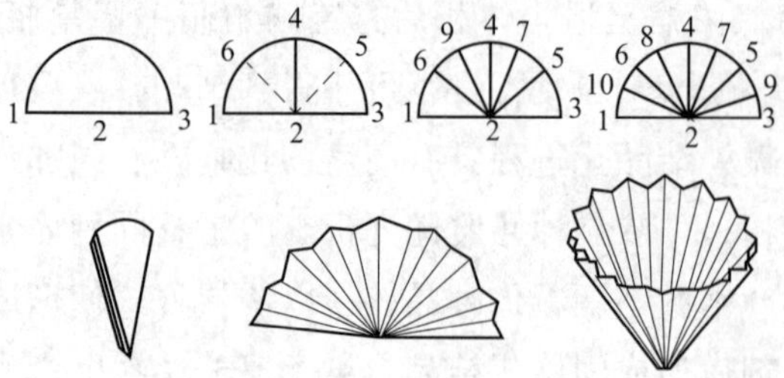

图 4-2 滤纸折叠方式

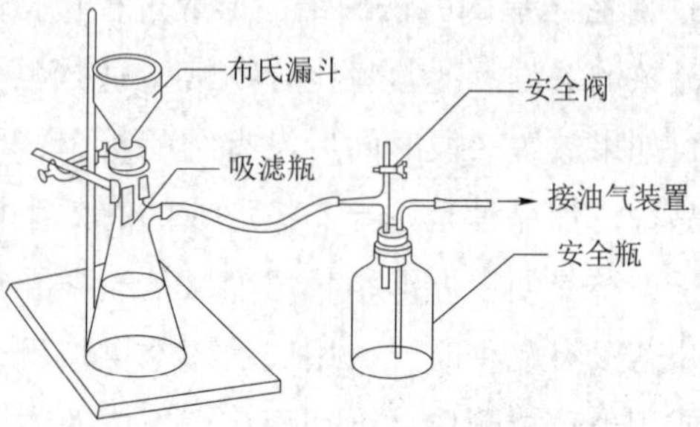

图 4-3 真空抽滤装置

注意事项：

（1）在固体样品溶解时，为减少样品遗留在母液中的损失，溶剂沸腾温度下溶解混合物，使之饱和并滴加溶剂保持微沸，直到混合物恰好溶解。但热过滤过程中，会因冷却而在漏斗中出现结晶，引起很大损失，故一般多加需要量 20% 的溶剂。

（2）若热滤液中有奇异的颜色，应待溶液冷却后加入活性炭，沸煮 5 分钟左右脱色，然后趁热过滤。

（3）收集的热滤液要静置缓慢冷却，一般情况下不要急冻滤液，不然会形成表面积大、杂质吸附较多的结晶。

（4）活性炭要在溶液稍冷后放入，防止引起溶液暴沸。

（5）真空抽滤时，滤纸不应大于布氏漏斗底面；停止抽滤时应先将抽滤瓶与泵间橡皮连接管拆开，再关闭泵，防止水倒流入抽滤瓶内。

四、思考与作业

1. 某有机化合物进行重结晶，最适合的溶剂应该具有哪些性质？
2. 重结晶时，溶剂的用量为什么不能过量太多，也不能过少？
3. 为何活性炭要在固体物质完全溶解后加入？为何不能在溶液沸腾时加入？
4. 使用布氏漏斗过滤时，如果滤纸大于漏斗瓷孔面时，有什么影响？

第三节 中药有效成分——生物碱类的提取、分离和鉴定

实验 4-3-1 黄柏中生物碱的提取、分离和鉴定

黄柏为芸香科植物黄皮树 *Phellodendron chinense* Schneid. 的干燥树皮，习称“川黄柏”。本品性寒，味苦。具有清热燥湿，泻火除蒸，解毒疗疮的功效。用于湿热泻痢，黄疸尿赤，带下阴痒，热淋涩痛，脚气痿躄，骨蒸劳热，盗汗，遗精，疮疡肿毒，湿疹湿疮。盐黄柏滋阴降火，用于阴虚火旺、盗汗骨蒸等症。

黄柏中主要成分为小檗碱（berberine），含量为 1.4%~4.0%，另含黄柏碱（phellodendrine）、药根碱（jatrorrhizine）、巴马汀（palmatine）、木兰花碱（magnoflorine）、蝙蝠葛碱（menispermine）、黄柏内

酯（obaculactone）和黄柏酮（obacunone）等，其主要成分的结构和理化性质如下：

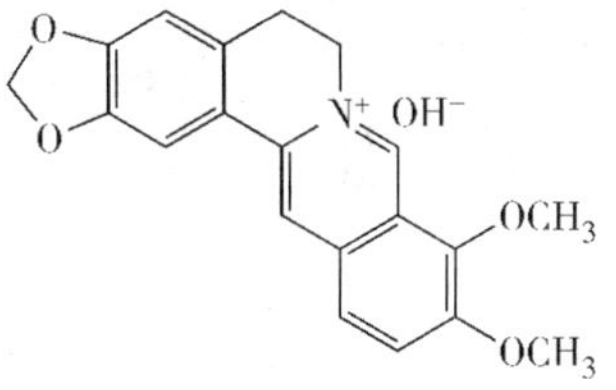

小檗碱

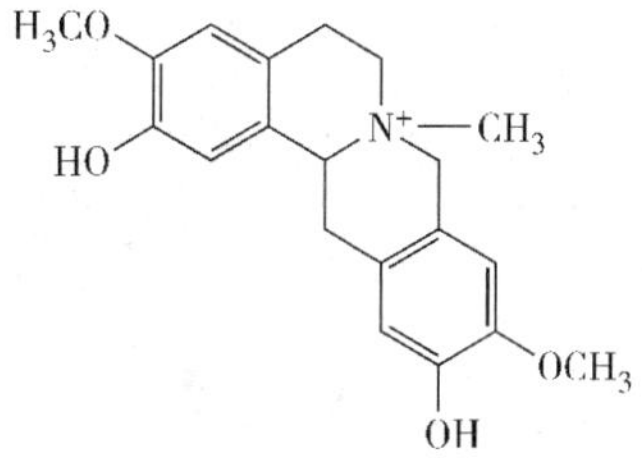

黄柏碱

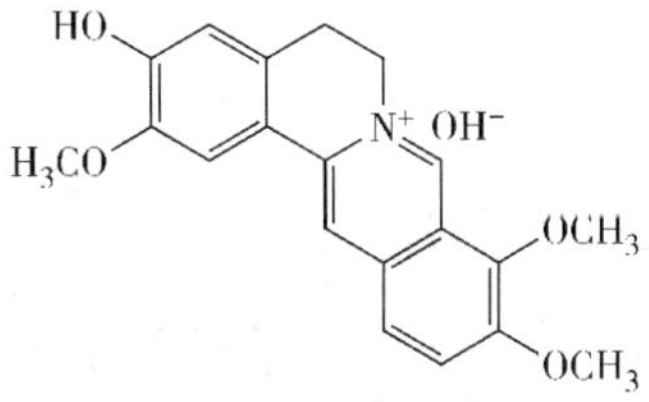

药根碱

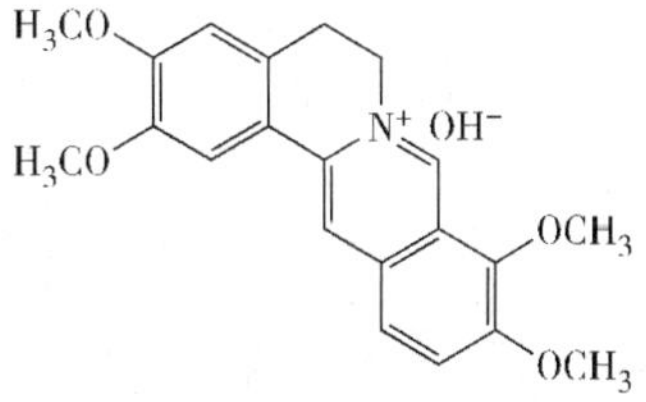

巴马汀

1. 小檗碱　属于季铵型生物碱，为黄色针晶，160℃分解，能溶于水，在热水和乙醇中溶解度大，难溶于丙酮、三氯甲烷、乙醚或苯。盐酸小檗碱为黄色针晶，难溶于冷水，较易溶于热水和乙醇中；加热至220℃时分解并转化为小檗红碱，因此干燥时温度不宜太高，一般不超过80℃。小檗碱及其盐类有较好的抗菌作用，临床上用以治疗菌痢和一般炎症。

2. 药根碱　盐酸盐为黄色结晶，熔点为206℃，在冷水中溶解度比盐酸小檗碱大，易溶于热水和乙醇。

3. 巴马汀　盐酸盐为黄色针晶，熔点为241℃，在冷水中溶解度比盐酸小檗碱大，易溶于热水和乙醇。

此外，黄柏中还含有黄酮、挥发油、内酯、甾醇和黏液质等成分，故在提取黄柏生物碱的过程中，应将其作为杂质除去。

一、目的要求

掌握从黄柏中提取盐酸小檗碱的原理和方法；柱色谱的基本操作方法以及在中草药有效成分提取分离中的应用；生物碱的鉴别方法。

二、基本原理

小檗碱为季铵型生物碱，其游离型在水中溶解度较大，其盐酸盐在水中溶解度较小。利用小檗碱的溶解性及黄柏中含黏液质的特点，首先用石灰乳沉淀黏液质，用碱水自黄柏中提出小檗碱，再加盐酸使转化为盐酸小檗碱，使沉淀析出。

三、提取分离

1. 提取分离流程　如图4-3-1所示。

2. 操作步骤

（1）称取黄柏粗粉300g，加入240ml石灰乳拌匀湿润，再加8倍量水（2400ml）浸渍1小时，然

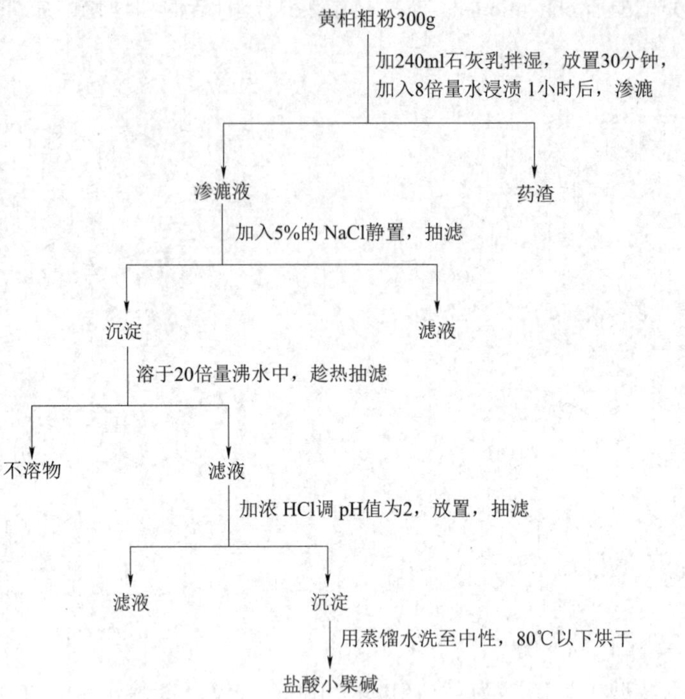

图 4-3-1　盐酸小檗碱的提取分离流程

后开始渗漉。

（2）盐析，在渗漉液中加入总体积5%的NaCl搅拌溶解，静置，抽滤得沉淀。

（3）将沉淀用20倍量沸水溶解，趁热抽滤得滤液。

（4）在滤液中滴加浓HCl调pH为2，放置析晶，抽滤，将沉淀边抽边洗至中性，于80℃烘干，得盐酸小檗碱。

四、鉴定

1. 生物碱的一般鉴别反应　取少量精制盐酸小檗碱，用酸水溶解，分成4份，分别滴加以下试剂，观察有无沉淀析出及颜色变化，记录所观察到的现象和反应结果，并根据现象得出结论。

（1）碘化铋钾（Dragendorff）试剂。

（2）碘化汞钾（Mayer）试剂。

（3）碘-碘化钾（Wagner）试剂。

（4）硅钨酸（Bertrand）试剂。

2. 专属性鉴别反应

（1）取盐酸小檗碱少量，加稀盐酸2ml溶解后，加漂白粉少许，必要时在水浴上加热，振摇后观察颜色变化。

（2）取盐酸小檗碱50~100mg，溶于50ml热水中，加入10%氢氧化钠2ml，混合均匀后，于水浴中加热至50℃，加入丙酮5ml，放置，观察有无沉淀析出及颜色变化。

3. 薄层色谱鉴别

（1）样品　①自制盐酸小檗碱甲醇溶液（浓度为1mg/ml）；②盐酸小檗碱对照品溶液（浓度为1mg/ml）。

（2）吸附剂　硅胶G色谱板，湿法铺板，105℃活化30分钟。

（3）展开剂　正丁醇-冰醋酸-水（7∶1∶2，上层）。

（4）显色剂　改良碘化铋钾试剂。

展开后先观察荧光斑点，再喷显色剂。

4. 高效液相色谱法测定含量

（1）色谱条件与系统适用性试验　以十八烷基硅烷键合硅胶为填充剂；以乙腈-0.1%磷酸溶液（50∶50）（每100ml加十二烷基磺酸钠0.1g）为流动相；检测波长为265nm。理论板数按盐酸小檗碱峰计算应不低于4000。

（2）对照品溶液的制备　取盐酸小檗碱对照品适量，精密称定，加流动相制成每1ml含0.1mg的溶液，即得。

（3）供试品溶液的制备

①药材提取液：取本品粉末（过三号筛）约0.1g，精密称定，置100ml量瓶中，加流动相80ml，超声处理（功率250W，频率40kHz）40分钟，放冷，用流动相稀释至刻度，摇匀，滤过，取续滤液，即得。

②自制盐酸小檗碱样品液：精密称取在100℃干燥5小时的盐酸小檗碱样品适量，加流动相制成每1ml含0.1mg的溶液，即得。

（4）测定法　分别精密吸取对照品溶液5μl与供试品溶液5～20μl，注入液相色谱仪，测定，即得。

五、思考与作业

1. 渗漉法提取黄柏中小檗碱时，采用石灰乳有哪些作用？
2. 柱色谱有哪些注意事项？
3. 生物碱沉淀反应条件如何？如何能够得到正确的结论？
4. 生物碱薄层色谱鉴别中采用硅胶作吸附剂时，如何避免拖尾现象？

实验4-3-2　苦参中生物碱的提取、分离和鉴定

苦参为豆科植物苦参 *Sophora flavescens* Ait. 的干燥根。其性寒，味苦。具有清热燥湿，杀虫，利尿的功效。用于热痢，便血，黄疸尿闭，赤白带下，阴肿阴痒，湿疹，湿疮，皮肤瘙痒，疥癣麻风；外治滴虫性阴道炎等症。

苦参中含有多种生物碱，总碱含量高达2%，其中以苦参碱和氧化苦参碱含量最高。2015年版《中国药典》规定，用高效液相法测定，本品按干燥品计算，含苦参碱（$C_{15}H_{24}N_2O$）和氧化苦参碱（$C_{15}H_{24}N_2O_2$）的总量不得少于1.2%。现代药理学研究表明，苦参中的生物碱具有消肿利尿、抗肿瘤和抗心律失常的作用。苦参中主要生物碱的结构和理化性质如下：

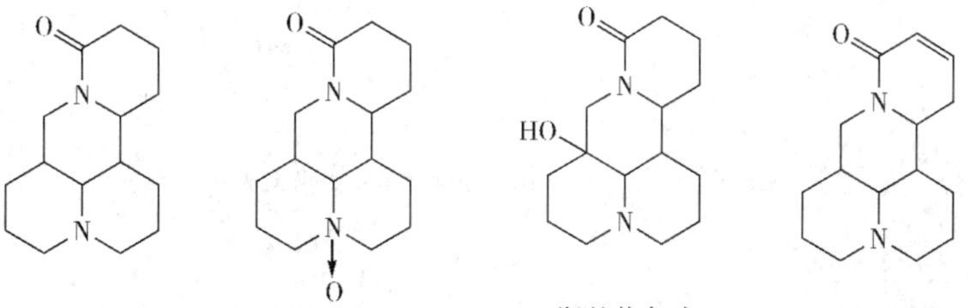

苦参碱　　氧化苦参碱　　羟基苦参碱　　去氢苦参碱

1. 苦参碱 一般为针状或棱柱状结晶，熔点76℃。既可溶于水，也能溶于三氯甲烷、乙醚和苯等亲脂性溶剂，但几乎不溶于石油醚。

2. 氧化苦参碱 为白色柱状结晶，溶点207℃～208℃（分解），含一个结晶水的氧化苦参碱熔点为77℃～78℃。由于氧化苦参碱含N→O配位键，极性较大，比苦参碱更易溶于水，可溶于三氯甲烷、丙酮和乙醇，但难溶于乙醚。

一、目的要求

1. 掌握从苦参中提取生物碱的方法。
2. 熟悉离子交换树脂法提取生物碱的原理及操作过程。
3. 学习索氏提取器的使用及柱色谱法分离生物碱的原理和方法。

二、基本原理

利用苦参生物碱的碱性、可与酸成盐而水溶性增大的性质，用酸水将总碱从药材中提取出来。进一步在酸水中，生物碱阳离子可以与阳离子交换树脂交换而被吸附，从而与其他杂质分离，达到纯化的目的。由于苦参碱与氧化苦参碱的极性和溶解性不同，利用这些差异可用柱色谱或溶剂法将其分离。

三、提取分离

1. 提取分离流程 如图4-3-2所示。

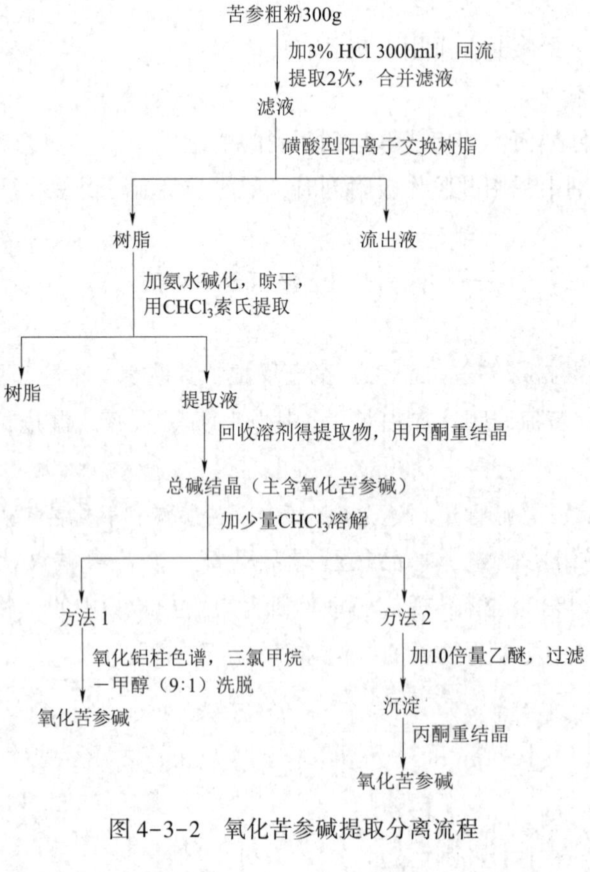

图4-3-2 氧化苦参碱提取分离流程

2. 操作步骤

（1）总碱的提取 取苦参粗粉300g，共加3% HCl约3000ml，回流提取2次，合并酸水提取液。

（2）总碱的纯化

①将酸水提取液通过强酸型阳离子交换树脂柱进行交换。如交换液有未交换的生物碱时，仍可以继续交换，直至流出液无生物碱反应为止。

②将树脂倾入烧杯中，用蒸馏水洗涤数次，除去杂质，于布氏漏斗中抽干，倒入搪瓷盘中晾干。

③干燥的树脂，加15%的浓氨水适量，拌匀，使湿润度适宜，树脂充分溶胀，盖好放置20分钟。

④将树脂装入索氏提取器中，加三氯甲烷300ml水浴回流，至提尽生物碱为止。

⑤回收三氯甲烷，得棕色黏稠物。

⑥加无水丙酮适量，加热溶解，过滤，减压蒸干。必要时重复此操作，以脱除粗生物碱中的水，再用无水丙酮重结晶。

（3）氧化苦参碱的分离

①柱色谱法（方法1）：取100目色谱用氧化铝50g，缓慢加入色谱柱内（1cm×24cm，干法装柱）。取上述苦参总碱0.2g，加入适量氧化铝，搅匀，研细，装于色谱柱顶端。先用50ml三氯甲烷通过色谱柱，再用三氯甲烷-甲醇（9∶1）洗脱，流速为1ml/min。收集流分（10ml/份），共收集约15份，经薄层色谱鉴定，相同流分合并，在水浴上挥去溶剂，剩余物加无水丙酮溶解，放置析晶，过滤为氧化苦参碱。

②溶解度差异法（方法2）：将苦参总碱溶于少量三氯甲烷中，加入10倍量乙醚，放置后有沉淀析出，过滤，得沉淀。滤液浓缩，再溶于少量三氯甲烷中，加入乙醚放置，过滤，合并两次沉淀，用丙酮重结晶，即得氧化苦参碱。

四、鉴定

1. 生物碱沉淀反应 取苦参总碱少许溶于稀盐酸，分置4个小试管中，分别滴加下列试剂1~2滴，观察现象及反应结果，据此鉴别生物碱。

（1）碘化铋钾（Dragendorff）试剂。

（2）碘化汞钾（Mayer）试剂。

（3）碘-碘化钾（Wagner）试剂。

（4）硅钨酸（Bertrand）试剂。

2. 薄层色谱鉴别

（1）样品 ①自制苦参总碱溶液；②自制氧化苦参碱溶液；③苦参碱对照品溶液；④氧化苦参碱对照品溶液。

（2）吸附剂 硅胶G色谱板，湿法铺板，105℃活化30分钟。

（3）展开剂 三氯甲烷-甲醇-浓氨水（5∶0.6∶0.2）。

（4）吸附剂 氧化铝色谱板。

（5）展开剂 三氯甲烷-甲醇-乙醚（44∶0.6∶3）。

（6）显色剂 改良碘化铋钾。

展开后先观察荧光斑点，再喷显色剂，观察颜色变化。

五、思考与作业

1. 盐酸的浓度对提取总生物碱有何影响？
2. 阳离子交换树脂为何能纯化生物碱？

3. 本实验提取的总碱中为何以氧化苦参碱为主？

实验 4-3-3　黄藤中生物碱的提取、分离和鉴定

黄藤为防己科植物黄藤 *Fibraurea recisa* Pierre. 的干燥藤茎。其性寒，味苦。归心、肝经。具有清热解毒，泻火通便的功效。用于热毒内盛，便秘，泻痢，咽喉肿痛，目赤红肿，痈肿疮毒。

黄藤有效成分为生物碱类，主要有掌叶防己碱（巴马汀，palmatine），含量高达 4%，2015 年版《中国药典》规定，采用高效液相色谱法测定，本品按干燥品计算，含盐酸巴马汀（$C_{21}H_{21}NO_4 \cdot HCl$）不得少于 2.0%。其还原产物即为延胡索乙素。

延胡索乙素为中药延胡索的有效成分，其具有镇痛等作用，但延胡索中延胡索乙素的含量很低，仅为万分之几。因此，黄藤为生产延胡索乙素提供了丰富的资源。

黄藤中的主要生物碱及延胡索乙素的结构和理化性质如下所示：

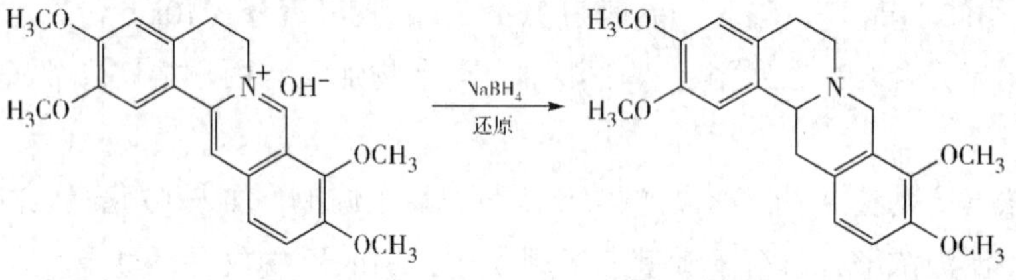

掌叶防己碱（巴马汀）　　　　延胡索乙素（四氢巴马汀）

掌叶防己碱为季铵型生物碱，溶于水、乙醇，几乎不溶于三氯甲烷、乙醚等溶剂。掌叶防己碱盐酸盐即氯化巴马汀为黄色针状结晶，熔点 206℃（分解），经氢化后即得延胡索乙素，其熔点 146℃～148℃。

一、目的要求

1. 掌握季铵型生物碱的提取分离方法；生物碱的鉴别方法。
2. 熟悉渗漉法提取中药化学成分的操作步骤。
3. 学习扩大中药资源利用的思路。

二、基本原理

掌叶防己碱为季铵型生物碱，可溶于水、乙醇中。其盐酸盐的溶解度低，有机酸盐的溶解度高，因此，可用 1% 醋酸溶液渗漉提取掌叶防己碱。加盐酸使转化成盐酸掌叶防己碱，继续用盐析法使掌叶防己碱盐在水中的溶解度降低而被沉淀出来。再加入碱液使掌叶防己碱游离析出，与其他水溶性杂质分离。

掌叶防己碱可被还原成延胡索乙素，故加入还原剂四氢硼钠半合成延胡索乙素，达到扩大药用资源的目的。

三、提取分离

1. 提取分离流程　提取分离流程见图 4-3-3。

2. 操作步骤

（1）掌叶防己碱的提取　称取黄藤粗粉 40g，加 20ml 1% 醋酸溶液搅拌湿润，放置 20 分钟。将湿

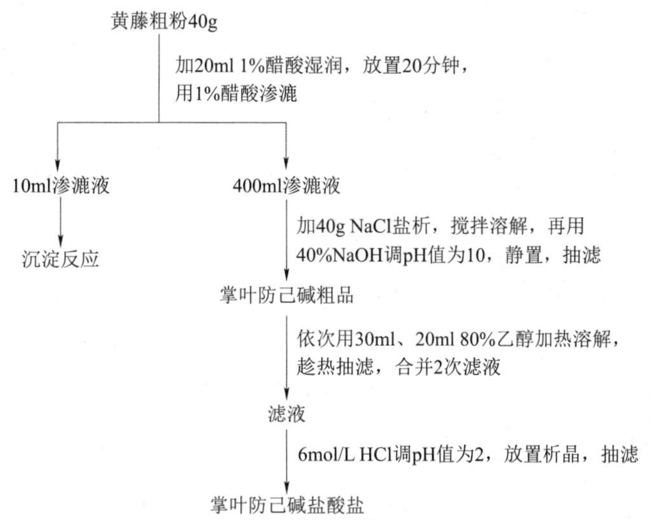

（1）掌叶防己碱的提取分离流程

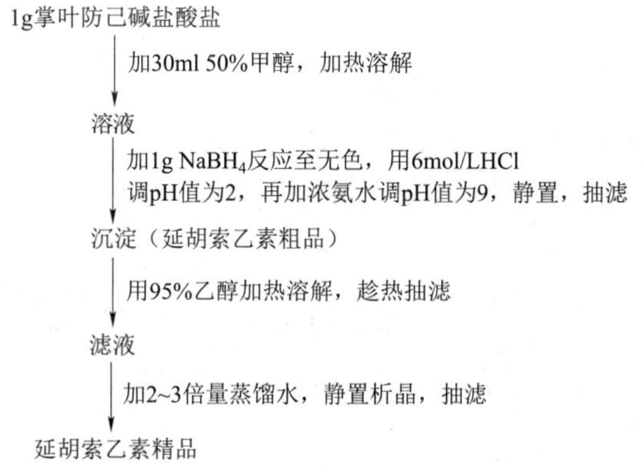

（2）延胡索乙素分离流程

图 4-3-3 掌叶防己碱和延胡索乙素提取分离流程

润后的药粉装入渗漉筒中。若药粉较细则不须压紧，如果药粉较粗则应轻轻压实，上盖一层滤纸，再放一干净玻璃塞压住滤纸。用 1% 醋酸溶液开始渗漉，收集渗漉液 400ml。另收集 10ml 作生物碱沉淀反应。于 400ml 渗漉液中加入 40g 固体 NaCl，搅拌溶解，再加 40% NaOH 调 pH 为 10，放置，抽滤，即得掌叶防己碱粗品。

（2）掌叶防己碱的精制　称取掌叶防己碱粗品加 30ml 80% 乙醇，水浴加热溶解，趁热抽滤，得滤液Ⅰ；药渣再加 20ml 80% 乙醇重复以上操作，得滤液Ⅱ。合并 2 次滤液（Ⅰ+Ⅱ），滴加 6mol/L 盐酸调 pH 为 2，放置析晶，抽滤，即得掌叶防己碱盐酸盐（氯化巴马汀）。

（3）延胡索乙素的制备　称取 1g 干燥的掌叶防己碱盐酸盐，加 30ml 50% 甲醇加热溶解，溶液按 1∶1 加 1g 还原剂硼氢化钠，摇动使充分反应生成延胡索乙素。加入 6mol/L 盐酸调 pH 为 2，分解多余的硼氢化钠至无气泡产生，再滴加浓氨水至 pH 为 9，静置析晶，抽滤，沉淀为延胡索乙素粗品。粗品用 95% 乙醇重结晶，得延胡索乙素精品。

四、鉴定

1. 生物碱沉淀反应　取渗漉液 10ml，分置 2 个小试管中，分别滴加下列 5 种试剂 1~2 滴，观察现象及反应结果，据此鉴别生物碱。

（1）碘化铋钾（Dragendorff）试剂。

（2）碘-碘化钾（Wagner）试剂。

（3）鞣酸。

（4）硅钨酸（Bertrand）试剂。

（5）苦味酸。

2. 薄层色谱鉴别

（1）样品　①自制氯化巴马汀溶液；②自制延胡索乙素溶液；③氯化巴马汀对照品溶液；④延胡索乙素对照品溶液。

（2）吸附剂　硅胶G色谱板，湿法铺板，105℃活化30分钟。

（3）展开剂　三氯甲烷-甲醇（9∶1）。

（4）显色剂　改良碘化铋钾。

3. 测定熔点　用熔点测定仪测定氯化巴马汀及延胡索乙素的熔点。

五、思考与作业

1. 渗漉用的酸水，除醋酸外，还可用什么酸水？
2. 分离黄藤中季铵型生物碱，除盐析外还可用什么方法？
3. 加入硼氢化钠后，溶液颜色由黄变白并混浊的原因是什么？

第四节　中药有效成分——蒽醌类的提取、分离和鉴定

实验4-4-1　大黄中蒽醌类成分的提取、分离和鉴定

大黄为蓼科植物掌叶大黄 *Rheum palmatum* L.、唐古特大黄 *Rheum tanguticum* Maxim. ex Balf. 或药用大黄 *Rheum officinale* Baill. 的干燥根和根茎。其性寒，味苦。具有泻下攻积，清热泻火，凉血解毒，逐瘀通经，利湿退黄的功效。用于实热积滞便秘，血热吐衄，目赤咽肿，痈肿疔疮，肠痈腹痛，瘀血经闭，产后瘀阻，跌打损伤，湿热痢疾，黄疸尿赤，淋证，水肿；外治烧烫伤。酒大黄善清上焦血分热毒；用于目赤咽肿，齿龈肿痛。熟大黄泻下力缓，泻火解毒；用于火毒疮疡。大黄炭凉血化瘀止血；用于血热有瘀出血症。

大黄含有多种羟基蒽醌类化合物，总含量2%~5%，其中游离的1,8-二羟基蒽醌类成分占羟基蒽醌类化合物的10%~20%，如大黄酚（chrysophanol）、大黄素（emodin）、大黄素甲醚（physcion）、芦荟大黄素（aloe-emodin）和大黄酸（rhein）等，它们在植物中主要以苷的形式存在，如大黄酚葡萄糖苷（chrysophanol monoglucoside）、大黄素葡萄糖苷（emodin monoglucoside）、大黄酸葡萄糖苷（rhein monoglucoside）、芦荟大黄素葡萄糖苷（aloe-emodin monoglucoside）、大黄素甲醚葡萄糖苷（physcion monoglucoside）、一些双葡萄糖链苷及少量番泻苷A、B、C和D；此外还含有鞣质和脂肪酸等。2015年版《中国药典》规定，采用高效液相色谱法测定，本品按干燥品计算，含总蒽醌以芦荟大黄素（$C_{15}H_{10}O_5$）、大黄酸（$C_{15}H_8O_6$）、大黄素（$C_{15}H_{10}O_5$）、大黄酚（$C_{15}H_{10}O_4$）和大黄素甲醚（$C_{16}H_{12}O_5$）的总量计，不得少于1.5%。大黄中主要游离蒽醌成分的结构和理化性质如下：

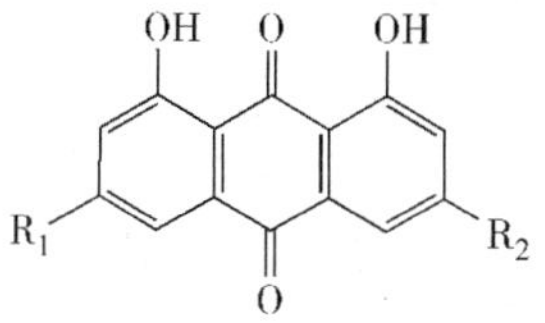

	R_1	R_2
大黄酚	H	CH_3
芦荟大黄素	H	CH_2OH
大黄素	OH	CH_3
大黄素甲醚	OCH_3	CH_3
大黄酸	H	COOH

1. 大黄酚 橙黄色六角形片状结晶，熔点（mp）为196℃～197℃（乙醇或苯），能升华。溶于甲醇、乙醇、丙酮、三氯甲烷、乙醚、热苯和氢氧化钠水溶液，极微溶于石油醚，几乎不溶于水、碳酸氢钠和碳酸钠水溶液。UV λ_{max}^{MeOH}nm：225，256，279，356，432。IR v_{max}^{KBr}cm^{-1}：3055（OH），1677（C=O，游离），1628（C=O，缔合），1605（C=C）。

2. 大黄素甲醚 砖红色针状结晶，mp 205℃～207℃（苯），能升华。溶解度与大黄酚相似。

3. 大黄素 橙黄色针状结晶，mp 256℃～257℃（乙醇或冰醋酸），能升华。易溶于甲醇、乙醇、稀氨水、碳酸钠和氢氧化钠水溶液，溶解度（25℃）：乙醚0.140%、三氯甲烷0.071%、苯0.041%、四氯化碳0.01%，几乎不溶于水。UV λ_{max}^{MeOH}nm：231，257，269，380，440。IR v_{max}^{KBr}cm^{-1}：3388（OH），1670（C=O，游离），1626（C=O，缔合），1562（C=C）。

4. 芦荟大黄素 橙黄色针状结晶，mp 224℃～225℃（甲苯），能升华。溶于热乙醇、乙醚、苯、稀氨水、碳酸钠和氢氧化钠水溶液。

5. 大黄酸 黄色针状结晶，mp 321℃～322℃（升华）。几乎不溶于水，溶于碳酸氢钠水溶液和吡啶，溶于甲醇、乙醇，微溶于三氯甲烷、乙醚、苯和石油醚。

6. 羟基蒽醌苷类 大黄素甲醚葡萄糖苷，黄色针状结晶，mp 235℃；芦荟大黄素葡萄糖苷，mp 239℃；大黄素葡萄糖苷，浅黄色针状结晶，mp 190℃～191℃；大黄酸葡萄糖苷，mp 266℃～270℃；大黄酚葡萄糖苷，mp 245℃～246℃；大黄素-1-*O*-β-D-葡萄糖（1-*O*-β-D-glucopyranosyl emodin），mp 239℃～241℃；芦荟大黄素-ω-*O*-β-D-葡萄糖（ω-*O*-β-D-glucopyranosyl aloe-emodin），mp 187℃～189℃。

一、目的要求

1. 掌握两相酸水解提取大黄总羟基蒽醌苷元的方法；pH梯度萃取法分离大黄游离蒽醌类成分的原理及操作技术；大黄中羟基蒽醌类化合物的理化性质和鉴别方法。

2. 了解大黄中蒽醌类成分的含量测定方法。

二、基本原理

1. 双相酸水解法，一相为酸水，另一相为与酸水不相溶的有机溶剂，加热回流水解的方法。由于大黄中的羟基蒽醌类化合物多以苷的形式存在，所以首先将蒽醌苷水解成苷元，利用游离苷元极性较小，溶于乙醚和三氯甲烷等亲脂性有机溶剂的性质，从水解物中将游离羟基蒽醌提取出来，通过双相酸水解法提取得到总蒽醌苷元。

2. 大黄中游离羟基蒽醌类成分由于结构中羧基、酚羟基和醇羟基数目及位置的不同而表现出不同程度的酸性。具有羧基或2个或2个以上的β-酚羟基的蒽醌可溶于5%碳酸氢钠溶液；具有1个β-酚羟基的蒽醌可溶于5%碳酸钠液；只具有α-酚羟基的蒽醌，酸性弱，只溶于氢氧化钠溶液。根据此性质，采用pH梯度萃取法分离酸度不同的游离蒽醌类成分。

3. 利用游离蒽醌的极性不同，采用色谱法进行分离和鉴定。

三、提取分离

1. 提取分离流程 大黄中蒽醌类成分的提取分离流程如图 4-4-1 所示。

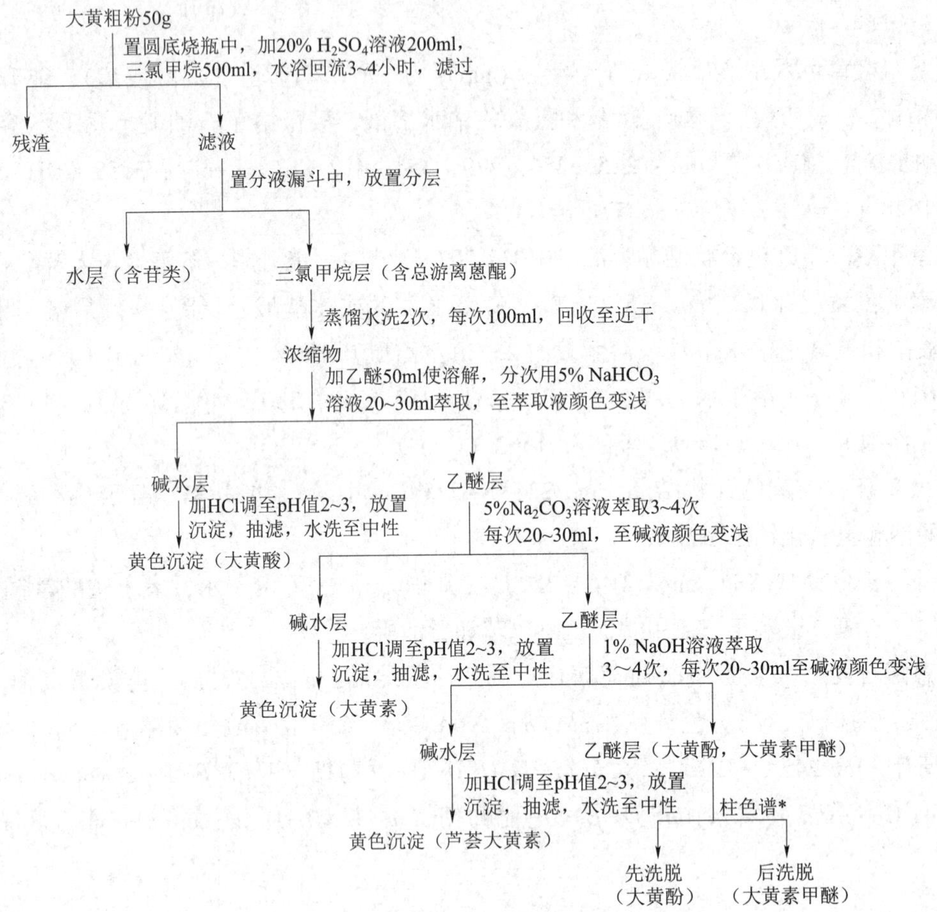

图 4-4-1 大黄中蒽醌类成分的提取分离流程

2. 操作步骤

（1）总游离蒽醌的提取 称取大黄粗粉 50g，置 1000ml 圆底烧瓶中，加 20% H_2SO_4 水溶液 200ml 和三氯甲烷 500ml，水浴加热回流 3~4 小时，放冷，过滤，滤液置于 1000ml 分液漏斗中，静置分层，分取三氯甲烷层。三氯甲烷层含游离蒽醌，水层含亲水性苷类。三氯甲烷层用蒸馏水洗 2 次，每次 100ml，回收三氯甲烷至近干，浓缩物中加乙醚 50ml 使溶解，得总游离蒽醌。

（2）游离蒽醌的 pH 梯度萃取法分离 将含总游离蒽醌的乙醚液置于 150ml 分液漏斗中，用 5% $NaHCO_3$ 水溶液萃取 3 次，每次 20~30ml，至碱液层颜色变浅，合并碱液（注意把乙醚分干净），在搅拌下小心滴加浓盐酸使呈酸性，放置沉淀，抽滤，用少量水洗沉淀至洗液呈中性，抽干，干燥，称重，得大黄酸沉淀。

经 $NaHCO_3$ 水溶液萃取过的乙醚液，继以 5% Na_2CO_3 水溶液萃取 3~4 次，每次 20~30ml，至碱液层颜色较淡，合并碱液，小心滴加浓盐酸使呈酸性，放置沉淀，抽滤，水洗，抽干，得大黄素沉淀。

经 Na_2CO_3 水溶液萃取过的乙醚液，再用 1% NaOH 水溶液萃取 3~4 次，每次 20~30ml，合并碱液，小心滴加浓盐酸使呈酸性，放置沉淀，抽滤，水洗，抽干，得芦荟大黄素沉淀。剩余乙醚层中为大黄酚和大黄素甲醚混合物。

（3）大黄酚和大黄素甲醚的柱色谱分离

1）硅胶柱色谱：①装柱：在色谱柱下端垫少量棉花，装入 100~200 目硅胶（约 1/3 高，湿法装柱）。②上样：将样品置于蒸发皿中，加少量石油醚分散，另用 3 倍量硅胶拌和均匀，蒸去溶剂。将含样品的硅胶装入色谱柱上端，并盖一圆形滤纸。③洗脱：将色谱柱活塞打开，洗脱剂为石油醚（60℃~90℃）-乙酸乙酯（15∶1），分段收集，回收溶剂至小体积，经 TLC 检查，相同者合并，放置析晶。先洗脱下的为大黄酚，后洗脱下的为大黄素甲醚。

2）磷酸氢钙柱色谱：用石油醚（60℃~90℃）洗脱。

3）纤维素柱色谱：①装柱：取纤维素粉适量，用水饱和的石油醚（60℃~90℃）按湿法装柱。②上样：将样品用石油醚溶解，小心加于色谱柱顶端。③洗脱：用水饱和的石油醚（60℃~90℃）洗脱，分段收集，每份 10ml，分别浓缩，经 PC 检查［以水饱和的石油醚（60℃~90℃）展开，4% NaOH 显色］，相同者合并。先洗脱下的为大黄酚，后洗脱下的为大黄素甲醚。

四、鉴定

1. 显色反应

（1）Bornträger 反应　取各样品少许，加少量乙醇溶解后，加 5% NaOH 水溶液数滴，观察呈色变化，羟基蒽醌类呈红~紫红色。或将样品乙醚层点于纸片上，喷洒 10% 氢氧化钾水溶液，羟基蒽醌类呈黄、橙、红色荧光。

（2）醋酸镁反应　取上述样品液，分别加 0.5% 醋酸镁乙醇溶液数滴，观察呈色变化。

（3）浓硫酸反应　取上述样品液，分别滴加浓硫酸数滴，观察颜色变化。

2. 薄层色谱鉴别

（1）样品　①自制各蒽醌样品的乙醇溶液，总游离蒽醌的乙醚液；②大黄酸、大黄素、芦荟大黄素、大黄酚、大黄素甲醚对照品溶液；③大黄药材供试品溶液。

（2）吸附剂　硅胶 G 色谱板，湿法铺板，105℃活化 30 分钟。

（3）展开剂　①石油醚（30℃~60℃）-甲酸乙酯-甲酸（15∶5∶1，上层）；②石油醚（30℃~60℃）-乙酸乙酯（7∶3）。

（4）显色剂及鉴别　①先在可见光下观察，后置紫外灯（365nm）下观察，显橙黄色荧光斑点；②用浓氨水熏或喷 2% KOH 甲醇溶液，斑点变为红色，记录并计算 R_f 值。

3. 光谱鉴定

（1）测定大黄酚或大黄素的紫外光谱。

（2）用溴化钾压片法，测定大黄酚或大黄素的红外光谱。

4. 高效液相色谱法测定含量

（1）色谱条件与系统适用性试验　以十八烷基硅烷键合硅胶为填充剂，以甲醇-0.1% 磷酸溶液（85∶15）为流动相，检测波长为 254nm。理论板数按大黄素峰计算应不低于 3000。

（2）对照品溶液的制备　精密称取芦荟大黄素、大黄酸、大黄素、大黄酚、大黄素甲醚各对照品适量，加甲醇分别制成 1ml 含芦荟大黄素、大黄酸、大黄素、大黄酚各 80μg，大黄素甲醚 40μg 的溶液；分别精密量取上述对照品溶液 2ml，混匀，得混合对照品溶液（每 1ml 中含芦荟大黄素、大黄酸、大黄素、大黄酚各 16μg，大黄素甲醚 8μg）。

（3）供试品溶液的制备

①药材提取液：取大黄药材粉末（过4号筛）约0.15g，精密称定，置具塞锥形瓶中，精密加入甲醇25ml，称定重量，加热回流1小时，放冷，再称定重量，用甲醇补足减失的重量，摇匀，滤过。精密量取续滤液5ml置烧瓶中，挥去溶剂，加8%盐酸溶液10ml超声处理2分钟，再加三氯甲烷10ml回流1小时，放冷，分取三氯甲烷层，酸液再用三氯甲烷萃取3次，每次10ml，合并三氯甲烷层，减压回收溶剂至干，残渣加甲醇使溶解，转移至10ml容量瓶中，加甲醇至刻度，摇匀，滤过，取续滤液，即得。

②自制样品液：精密称取自制各蒽醌样品适量，加甲醇分别制成1ml含芦荟大黄素、大黄酸、大黄素、大黄酚各80μg，大黄素甲醚40μg的溶液，分别精密吸取上述供试品溶液各1ml，混匀，即得。

③测定法：分别精密吸取对照品溶液与供试品溶液各10μl，注入液相色谱仪，测定，即得。

五、思考与作业

1. 大黄中5种羟基蒽醌类成分的酸性和极性大小如何排列？为什么？
2. 什么叫双相酸水解？其原理和用途是什么？
3. pH梯度萃取法的分离原理是什么？适用于哪些中药化学成分的分离？
4. 分析薄层色谱图谱中各羟基蒽醌类成分的结构与 R_f 值的关系。
5. 对蒽醌类化合物紫外光谱和红外光谱的主要数据进行解析。

实验4-4-2 虎杖中蒽醌类成分的提取、分离和鉴定

虎杖为蓼科植物虎杖 *Polygonum cuspidatum* Sieb. et Zucc. 的干燥根茎和根。其性微寒，味微苦。具有利湿退黄，清热解毒，散瘀止痛，止咳化痰的功效。用于湿热黄疸，淋浊，带下，风湿痹痛，痈肿疮毒，水火烫伤，经闭，癥瘕，跌打损伤，肺热咳嗽。

虎杖主要含有蒽醌类成分，与大黄所含成分比较相似，如大黄酚、大黄素、大黄素甲醚和大黄酸等游离蒽醌，大黄素-6-甲醚-8-*O*-D-葡萄糖苷（phyclone-8-*O*-D-glucoside）、大黄素-8-*O*-D-葡萄糖苷等（emodin-8-*O*-D-glucoside）。尚含有非蒽醌类成分，主要是二苯乙烯类成分如白藜芦醇（resveratrol）和虎杖苷（白藜芦醇葡萄糖苷，polydatin，piceid），此外还含有黄酮类、水溶性多糖和鞣质等成分。2015年版《中国药典》规定，采用高效液相色谱法测定，本品按干燥品计算，含大黄素（$C_{15}H_{10}O_5$）不得少于0.60%，含虎杖苷（$C_{20}H_{22}O_8$）不得少于0.15%。虎杖中主要成分的结构和理化性质如下：

1. 蒽醌类成分 见实验4-4-1大黄中相应成分的结构和性质。

2. 白藜芦醇 无色针状结晶，mp 256℃～257℃，能升华，易溶于乙醚、三氯甲烷、甲醇、乙醇和丙酮等。

3. 虎杖苷 无色针状簇晶，含1分子结晶水者在138℃～140℃熔融，至225℃～226℃全融，易溶于甲醇、乙醇、丙酮和热水，可溶于乙酸乙酯、Na_2CO_3 和 NaOH 水溶液，微溶于冷水，难溶于乙醚。

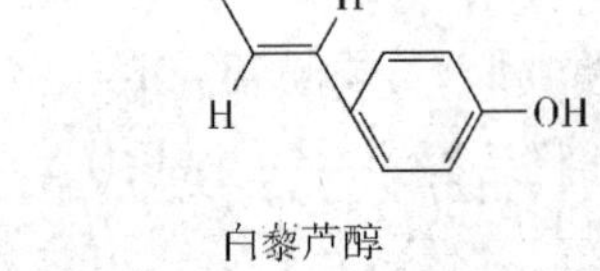

白藜芦醇

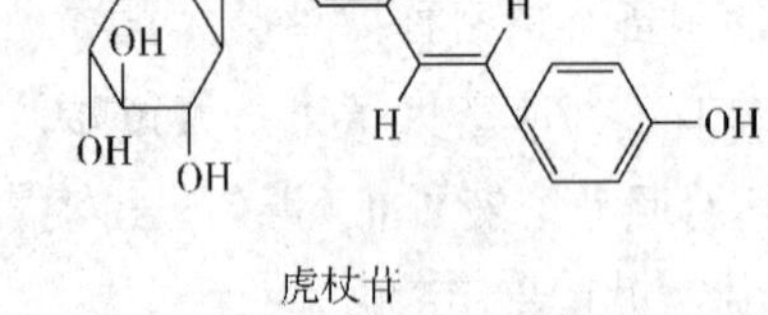

虎杖苷

一、目的要求

1. 掌握乙醇回流提取虎杖蒽醌类成分的方法，以及利用溶剂极性不同分离亲脂性成分和亲水性成分的方法；pH 梯度萃取法分离虎杖游离蒽醌类成分的原理及操作技术；分离纯化亲水苷（虎杖苷）的方法；虎杖中蒽醌类成分和其他酚性成分的鉴定方法。

2. 了解虎杖中蒽醌类成分和虎杖苷的含量测定方法。

二、基本原理

1. 根据虎杖中的羟基蒽醌类和二苯乙烯类成分均可溶于乙醇，故采用乙醇将它们提取出来。利用羟基蒽醌苷元溶于乙醚等亲脂性有机溶剂，采用乙醚将苷元和苷类成分分离。

2. 采用 pH 梯度萃取法分离虎杖游离蒽醌，其原理与大黄相同。

3. 利用活性炭吸附、重结晶等方法除去杂质，分离纯化亲水性苷类成分。

三、提取分离

1. 蒽醌的提取与分离　虎杖中蒽醌类成分的提取和分离流程如图 4-4-2 所示。

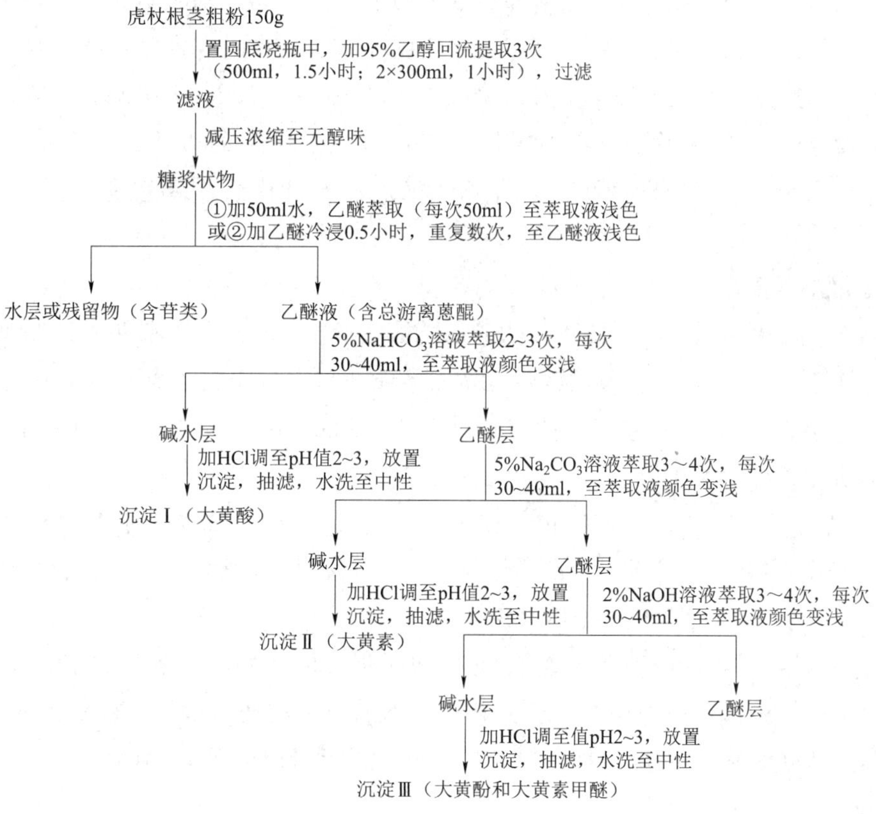

图 4-4-2　虎杖中蒽醌类成分的提取分离流程

2. 虎杖苷的提取分离　乙醇提取物加乙醚分取游离蒽醌类成分后的水层或残留物中含有虎杖苷等亲水性成分，虎杖苷的提取分离流程如图 4-4-3 所示。

3. 操作步骤

（1）总提取物的制备　称取虎杖根茎粗粉 150g，置于 1000ml 圆底烧瓶中，第 1 次加 95% 乙醇 500ml，水浴回流 1.5 小时，用棉花过滤；同法再回流 2 次，每次加 95% 乙醇 300ml，回流 1 小时，合

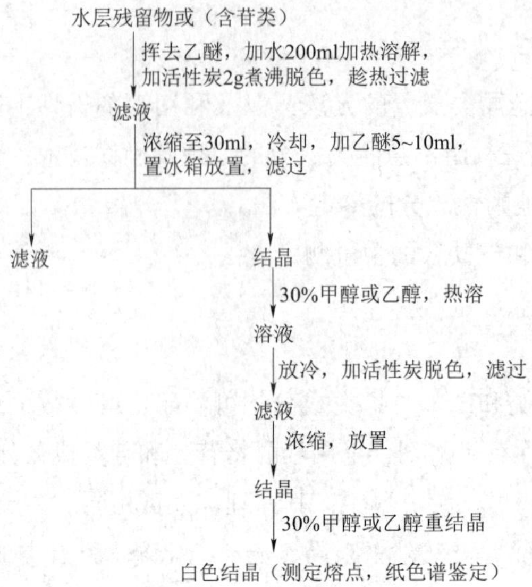

图 4-4-3　虎杖苷的提取分离流程

并 3 次提取液（放冷后若有沉淀析出，则用滤纸过滤一次），回收乙醇至糖浆状后，得乙醇总提取物。

（2）总游离蒽醌的提取　将乙醇总提取物加 50ml 水溶解，分次用乙醚萃取，每次 50ml，至乙醚液色浅为止，合并乙醚液（注意把水分离干净）。乙醚液中含游离蒽醌，水液中含虎杖苷等亲水性成分。

也可将糖浆状物趁热转移至 250ml 三角烧瓶中，放冷后加入乙醚 100ml 冷浸 0.5 小时左右，时时振摇，倾出乙醚层，糖浆状物再以乙醚每次 50ml（内加丙酮 2ml 以增加游离羟基蒽醌的溶解性），重复提取数次至乙醚液色浅为止，合并乙醚液。乙醚液中含游离蒽醌，残留物中含虎杖苷等亲水性成分。

（3）游离蒽醌的分离

①强酸性成分——大黄酸：将含游离蒽醌的乙醚溶液置于 500ml 分液漏斗中，加 5% $NaHCO_3$ 水溶液萃取 2~3 次，每次 30~40ml，至碱液层颜色较淡，合并碱液（注意把乙醚分干净）；置于 250ml 三角烧瓶中，在搅拌下小心滴加浓盐酸使呈酸性，放置沉淀，抽滤，用少量水洗沉淀至洗液呈中性，抽干，干燥，称重，得沉淀Ⅰ（大黄酸）。

②中等酸性成分——大黄素：经 $NaHCO_3$ 提过的乙醚液，用 5% Na_2CO_3 水溶液萃取3~4 次，每次 30~40ml，至碱液层颜色较淡，合并碱液；滴加浓盐酸使呈酸性，放置沉淀，抽滤，水洗，抽干，得沉淀Ⅱ（大黄素），干燥，称重后经丙酮或甲醇重结晶。

③弱酸性成分——大黄酚和大黄素甲醚：经 Na_2CO_3 提过的乙醚液，用 2% NaOH 水溶液萃取 3~4 次，每次 30~40ml，至碱液层颜色较淡，合并碱液；滴加浓盐酸使呈酸性，放置沉淀，抽滤，水洗，抽干，得沉淀Ⅲ（大黄酚和大黄素甲醚混合物），干燥，称重后用甲醇-三氯甲烷（1∶1）或苯-三氯甲烷（1∶1）重结晶。

大黄酚和大黄素甲醚的柱色谱分离见实验 4-4-1 大黄中蒽醌类成分的提取、分离和鉴定。

（4）虎杖苷的提取　取（2）中的残留物，挥去乙醚，加 200ml 水，加热煮沸并搅拌约 15 分钟，倾出水提取液；再用同法提取 2 次，每次加水 100ml，合并水提取液，适当浓缩，放置，倾出上清液（如不澄清则过滤一次）。上清液加活性炭 2g 煮沸 15 分钟（如果总游离蒽醌提取后剩余为水层则可直接加活性炭），趁热过滤，滤液置蒸发皿中水浴浓缩至 30ml 左右，冷却后加乙醚 5~10ml，放置冰箱析晶；滤出结晶，用 30% 甲醇（或乙醇）热溶，放冷，加活性炭脱色，过滤，滤液浓缩，放置析晶，如结晶颜色较深，再以30%甲醇（或乙醇）重结晶，得白色结晶，测熔点，进行纸色谱鉴定。

三、鉴定

1. 羟基蒽醌类化合物检识反应

（1）Bornträger反应　取样品Ⅰ、Ⅱ、Ⅲ各少许，加少量乙醇溶解后，加5% NaOH水溶液数滴，观察呈色变化。或将样品乙醚层点于纸片上，喷洒10%氢氧化钾水溶液，羟基蒽醌类呈黄、橙、红色荧光。

（2）醋酸镁反应　取上述样品液，分别加0.5%醋酸镁溶液数滴，观察颜色变化。

（3）浓硫酸反应　取上述样品液，分别滴加浓硫酸数滴，观察颜色变化。

2. 虎杖苷检识反应

（1）三氯化铁反应　取样品少许，加少量乙醇溶解，滴加1%三氯化铁溶液数滴，凡有酚羟基者呈蓝、绿、红等色。

（2）Gibb's反应　取上述样品液，加氨水数滴调pH至9~10，再加新配制的Gibb's试剂数滴，凡酚羟基对位无取代者呈蓝或绿色。

（3）香草醛反应　取上述样品液，加香草醛盐酸试剂，凡有间苯二酚或间苯三酚结构者呈红色。

（4）重氮盐反应　取样品数毫克，加5% Na_2CO_3溶液0.5ml，滴加新配制的重氮盐试剂1~2滴，凡酚羟基邻位或对位无取代者呈红色。

3. 色谱鉴别

（1）游离蒽醌的薄层色谱鉴定

1）样品：①沉淀Ⅰ、Ⅱ、Ⅲ及乙醚总提取物的乙醇溶液；②大黄酸、大黄素、大黄酚和大黄素甲醚对照品溶液；③虎杖药材供试品溶液。

2）吸附剂：硅胶G色谱板，湿法铺板，105℃活化30分钟。

3）展开剂：①石油醚（30℃~60℃）-甲酸乙酯-甲酸（15∶5∶1）；②石油醚（30℃~60℃）-乙酸乙酯（7∶3）。

4）显色剂及鉴别：①先在可见光下观察，后置紫外灯（365nm）下观察，显橙黄色荧光斑点；②用浓氨水熏或喷2% KOH甲醇溶液，斑点变为红色，记录并计算R_f值。

（2）虎杖苷的纸色谱鉴定　取新华Ⅰ号滤纸，长15cm，将含虎杖苷的乙醇液点样，以正丁醇-醋酸-水（BAW，6∶1∶2）上行展开后，晾干，于紫外灯下观察斑点位置，必要时再以浓氨水熏，然后在紫外灯下观察，记录并计算R_f值。

4. 光谱鉴定

（1）测定大黄酚或大黄素的紫外光谱。

（2）用溴化钾压片法，测定大黄酚或大黄素的红外光谱。

5. 高效液相色谱法测定含量

（1）大黄素的测定

1）色谱条件与系统适用性试验：以十八烷基硅烷键合硅胶为填充剂，以甲醇-0.1%磷酸溶液（80∶20）为流动相，检测波长为254nm。理论板数按大黄素峰计算应不低于3000。

2）对照品溶液的制备：精密称取大黄素对照品适量，加甲醇制成每1ml含48μg的溶液。

3）供试品溶液的制备

①药材提取液：取虎杖药材粉末（过3号筛）约0.1g，精密称定，置具塞锥形瓶中，精密加入三

氯甲烷25ml和2.5mol/L硫酸溶液20ml，称定重量，80℃水浴回流2小时，冷却，再称定重量，用三氯甲烷补足减失的重量，摇匀。分取三氯甲烷溶液，精密量取10ml，蒸干，残渣加甲醇使溶解，转移至10ml容量瓶中，加甲醇至刻度，摇匀，滤过，取续滤液，即得。

②自制样品液：精密称取自制大黄素样品适量，加甲醇制成1ml含48μg的溶液，即得。

4）测定法：分别精密吸取对照品溶液与供试品溶液各5μl，注入液相色谱仪，测定，即得。

（2）虎杖苷的测定

1）色谱条件与系统适用性试验：以十八烷基硅烷键合硅胶为填充剂，以乙腈-水（23∶77）为流动相，检测波长为306nm。理论板数按虎杖苷峰计算应不低于3000。

2）对照品溶液的制备：精密称取虎杖苷对照品适量，加稀乙醇制成每1ml含15μg的溶液。

3）供试品溶液的制备

①药材提取液：取虎杖药材粉末（过3号筛）约0.1g，精密称定，置具塞锥形瓶中，精密加入稀乙醇25ml，称定重量，回流30分钟，冷却，再称定重量；用稀乙醇补足减失的重量，摇匀，取上清液，滤过，取续滤液，即得。

②自制样品液：精密称取自制虎杖苷样品适量，加稀乙醇制成1ml含15μg的溶液，即得。

4）测定法：分别精密吸取对照品溶液与供试品溶液各10μl，注入液相色谱仪，测定，即得。

五、思考与作业

1. 虎杖中羟基蒽醌化合物的酸性和极性大小如何排列？为什么？

2. 三氯化铁、香草醛、Gibb's和重氮盐反应对被检物的结构要求有何异同？重氮盐试剂与虎杖苷的反应属于何种类型反应？反应中为什么要加Na_2CO_3？

第五节　中药有效成分——香豆素类的提取、分离和鉴定

实验4-5-1　秦皮中秦皮甲素、秦皮乙素的提取、分离和鉴定

秦皮为木犀科植物苦枥白蜡树 *Fraxinus rhynchophylla* Hance、白蜡树 *Fraxinus chinensis* Roxb.、尖叶白蜡树 *Fraxinus szaboana* Lingelsh. 或宿柱白蜡树 *Fraxinus stylosa* Lingelsh. 的干燥枝皮或干皮。其性寒，味苦、涩。具有清热燥湿，收涩止痢，止带，明目的功效。用于湿热泻痢，赤白带下，目赤肿痛，目生翳膜。

秦皮含有多种香豆素类成分，主要成分为秦皮乙素（esculetin，又名七叶内酯）、秦皮甲素（esculin，又名七叶苷）、秦皮素（fraxetin，又名白蜡树内酯、秦皮亭）和秦皮苷（fraxin，又名白蜡树苷）等；此外还含有皂苷和鞣质等，在提取秦皮甲素和秦皮乙素的过程中，应将其作为杂质除去。2015年版《中国药典》规定，采用高效液相色谱法测定，本品按干燥品计算，含秦皮甲素（$C_{15}H_{16}O_9$）和秦皮乙素（$C_9H_6O_4$）的总量，不得少于1.0%。其主要成分的结构和理化性质如下：

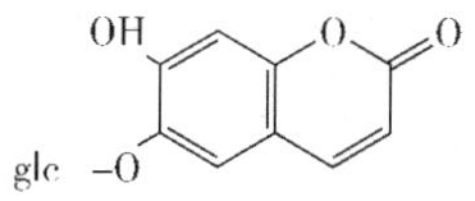

秦皮甲素

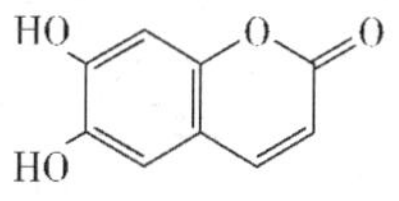

秦皮乙素

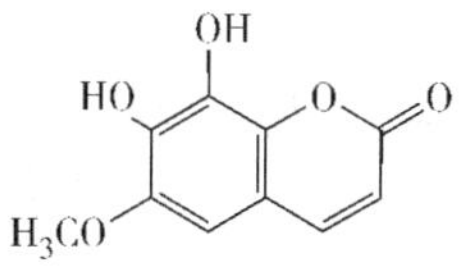

秦皮素

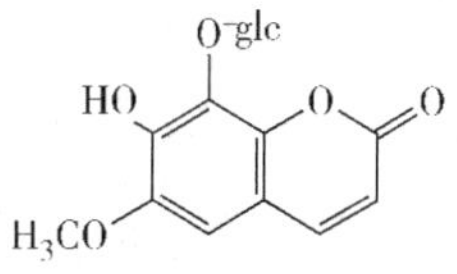

秦皮苷

1. 秦皮甲素　白色针状结晶，为倍半水合物，mp 204℃～206℃（水合物）。溶于热水、甲醇、热乙醇、吡啶和醋酸，微溶于冷水，难溶于乙酸乙酯，不溶于乙醚和三氯甲烷，溶于稀碱液并显蓝色荧光。

2. 秦皮乙素　淡黄色针状结晶，mp 268℃～270℃。溶于甲醇、热乙醇和冰醋酸，微溶于乙酸乙酯、冷水，几乎不溶于乙醚和三氯甲烷，溶于稀碱液并显蓝色荧光。

3. 秦皮素　mp 227℃～228℃。溶于乙醇，微溶于乙醚或沸水。

4. 秦皮苷　水合物为黄色针状结晶，无水物为白色粉末，mp 206℃。易溶于热水和热乙醇，微溶于水，不溶于乙醚。

一、目的要求

1. 掌握从秦皮中提取分离秦皮甲素和秦皮乙素的原理和方法；秦皮甲素和秦皮乙素的理化性质和鉴别方法。

2. 了解秦皮中秦皮甲素和秦皮乙素的含量测定方法。

二、基本原理

1. 利用香豆素类成分在碱液中溶解，加酸酸化后溶解度降低沉淀析出的性质，而杂质不能溶于稀碱液或在酸碱液中都能溶解，从而与香豆素类成分分离。

2. 利用秦皮甲素和秦皮乙素的溶解性不同，用适当溶剂（乙酸乙酯）萃取将两者进行分离。

三、提取分离

1. 碱水提取法

（1）提取分离流程　秦皮中秦皮甲素、秦皮乙素的提取和分离流程如图4-5-1所示。

（2）操作步骤

①提取：称取秦皮粗粉400g，加0.2%氢氧化钠溶液适量拌湿，装入渗漉筒，浸泡后渗漉提取，收集1500ml渗漉液，用浓硫酸调pH为5～6，静置，过滤得沉淀。沉淀物加乙醇200ml水浴加热使溶解，冷却后过滤，滤液加少量活性炭回流加热脱色，趁热过滤，滤液减压浓缩至约50ml，挥去乙醇至无醇味，得浓缩物。

②分离：浓缩物加约200ml水温热溶解，待冷却后，用乙酸乙酯萃取，每次50ml，共萃取3次；合并乙酸乙酯萃取液，加无水硫酸钠适量脱水，放置，过滤，滤液减压回收至干，残留物溶于温热甲

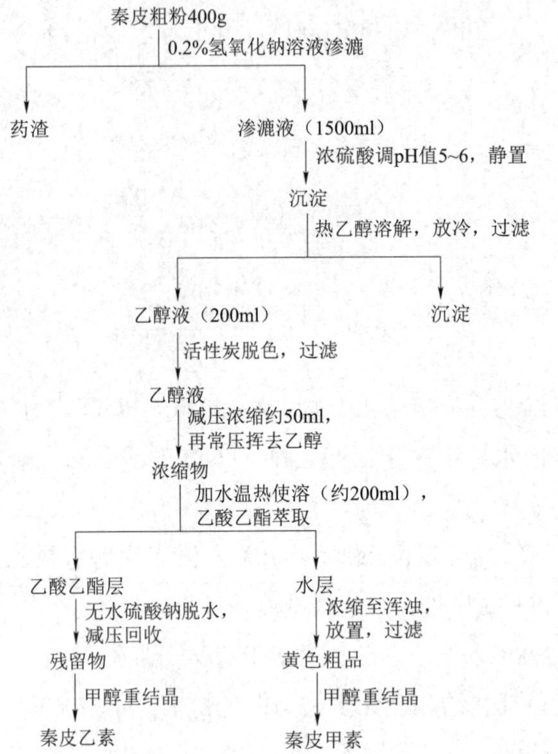

图 4-5-1　秦皮中秦皮甲素、秦皮乙素的提取分离流程

醇中；再经适当浓缩后放置过夜，析出黄色结晶，过滤，用甲醇反复重结晶，得秦皮乙素。

将经乙酸乙酯萃取过的水溶液，于水浴上浓缩至适当体积，放置，析出微黄色结晶，过滤，用甲醇重结晶，得秦皮甲素白色结晶。

2. 醇提取法　称取秦皮粗粉 400g，加 95% 乙醇回流提取 3 次（600ml，1.5 小时；2×400ml，1 小时），过滤，滤液合并，减压回收乙醇至浸膏状，加适量水加热溶解，冷却后用等体积三氯甲烷洗涤 2 次。洗涤过的水溶液除去残留的三氯甲烷，冷却后用乙酸乙酯萃取，后续步骤照碱水提取法中分离方法操作。

四、鉴定

1. 一般鉴别反应

（1）荧光　取样品乙醇溶液分别滴 1 滴于滤纸上，于紫外灯下观察荧光颜色，然后在原斑点上滴加 1 滴氢氧化钠溶液，观察荧光有何变化。

（2）异羟肟酸铁反应　取样品乙醇液，加 1% 氢氧化钠溶液 2~3 滴，加盐酸羟胺溶液 2~3 滴，于水浴上加热数分钟至反应完全，冷却，再用盐酸调 pH 为 3~4，加 1% 三氯化铁试液 1~2 滴，溶液显红~紫红色。

（3）酚羟基显色反应　样品乙醇溶液加三氯化铁溶液，观察颜色变化。

2. 薄层色谱鉴别

（1）样品　①自制秦皮甲素、秦皮乙素的甲醇溶液；②秦皮甲素、秦皮乙素对照品溶液；③秦皮药材供试品溶液。

（2）吸附剂　硅胶 GF_{254} 色谱板或硅胶 G 色谱板，湿法铺板，105℃活化 30 分钟。

（3）展开剂　三氯甲烷-甲醇-甲酸（6∶1∶0.5）。

（4）显色剂及鉴别　①硅胶 GF_{254} 色谱板置紫外光灯（254nm）下观察，硅胶G色谱板置紫外光灯（365nm）观察；②喷三氯化铁试液-铁氰化钾试液（1∶1）混合溶液，斑点显蓝色。

3. 高效液相色谱法测定含量

（1）色谱条件与系统适用性试验　以十八烷基硅烷键合硅胶为填充剂，以乙腈-0.1%磷酸溶液（8∶92）为流动相，检测波长为334nm。理论板数按秦皮乙素峰计算应不低于5000。

（2）对照品溶液的制备　精密称取秦皮甲素、秦皮乙素对照品适量，加甲醇制成每1ml含秦皮甲素0.1mg、秦皮乙素60μg的混合溶液。

（3）供试品溶液的制备

①药材提取液：取秦皮药材粉末（过3号筛）约0.5g，精密称定，置具塞锥形瓶中，精密加入甲醇50ml，称定重量，回流1小时，放冷，再称定重量，用甲醇补足减失重量，摇匀，滤过，取续滤液，即得。

②自制样品液：精密称取自制秦皮甲素、秦皮乙素样品适量，加甲醇制成每1ml含秦皮甲素0.1mg、秦皮乙素60μg的混合溶液，即得。

（4）测定法　分别精密吸取对照品溶液与供试品溶液各10μl，注入液相色谱仪，测定，即得。

五、思考与作业

1. 从中药中提取分离香豆素有哪些方法？分离秦皮甲素和秦皮乙素的依据是什么？

2. 重结晶的过程中应该注意哪些问题？

3. 香豆素的内酯环有何性质？异羟肟酸铁反应机理如何？其主要用途是什么？香豆素的荧光有何特征？

4. 选择干燥剂的原则是什么？市售无水硫酸钠使用前是否要处理过？

5. 硅胶薄层色谱鉴别秦皮乙素、秦皮甲素时如何避免拖尾现象？

实验 4-5-2　补骨脂中呋喃香豆素的提取、分离和鉴定

补骨脂为豆科植物补骨脂 *Psoralea corylifolia* L. 的干燥成熟果实。其味辛、苦，性温。具有温肾助阳，纳气平喘，温脾止泻；外用消风祛斑的功效。用于肾阳不足，阳痿遗精，遗尿尿频，腰膝冷痛，肾虚作喘，五更泄泻；外用治白癜风，斑秃。

补骨脂主要含有香豆素类、黄酮类和单萜酚类等化合物，香豆素类化合物主要有呋喃香豆素类，如补骨脂素（psoralen，补骨脂内酯）、异补骨脂素（isopsoralen，异补骨脂内酯）、补骨脂次素（psoralidin）；黄酮类化合物中有二氢黄酮类如补骨脂二氢黄酮（bavachin，补骨脂甲素）、补骨脂二氢黄酮甲醚（bavachinin，甲基补骨脂黄酮）、异补骨脂二氢黄酮（isobavachin），查耳酮类如补骨脂查耳酮（bavachalcone）和异补骨脂查耳酮（isopavachalcone，补骨脂乙素）等。2015年版《中国药典》规定，本品按干燥品计算，含补骨脂素（$C_{11}H_6O_3$）和异补骨脂素（$C_{11}H_6O_3$）的总量不得少于0.70%。其主要成分的结构和理化性质如下。

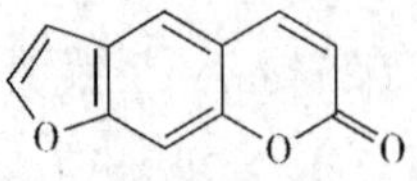

补骨脂素

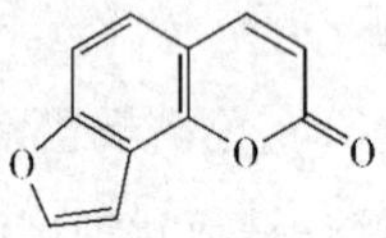

异补骨脂素

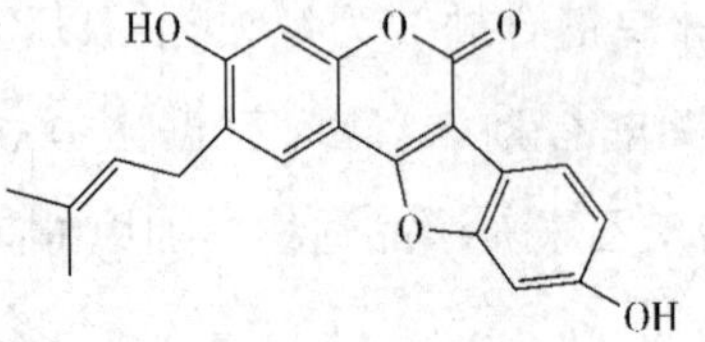

补骨脂次素

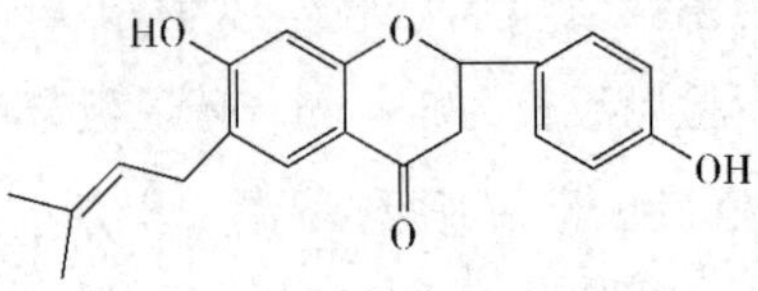

补骨脂二氢黄酮

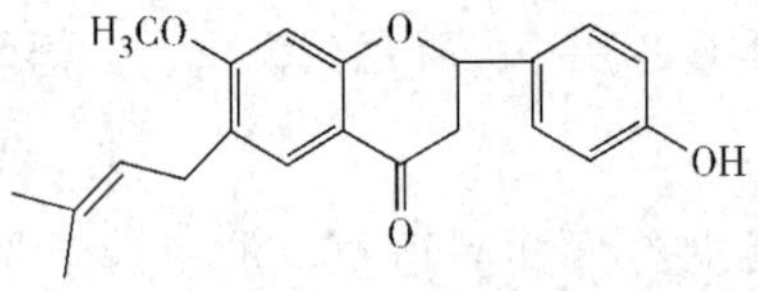

补骨脂二氢黄酮甲醚

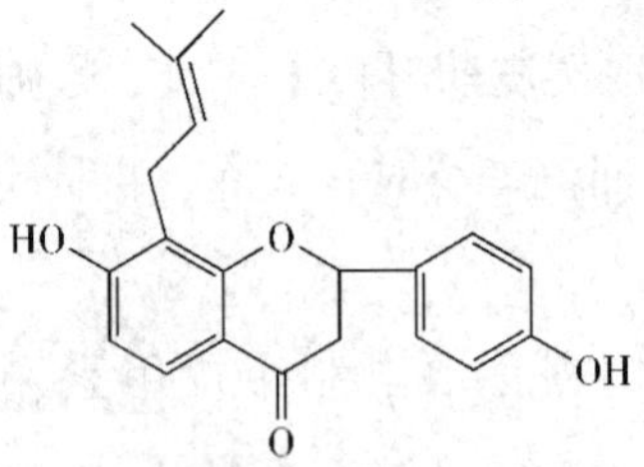

异补骨脂二氢黄酮

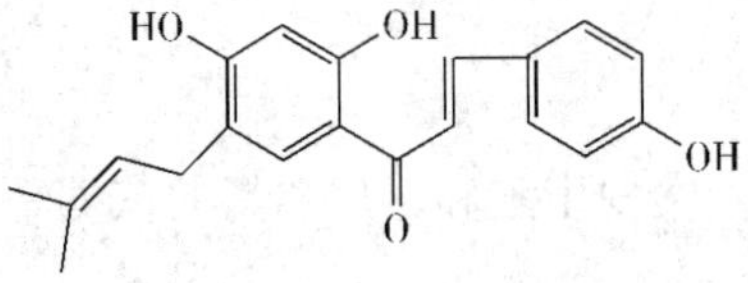

补骨脂查耳酮

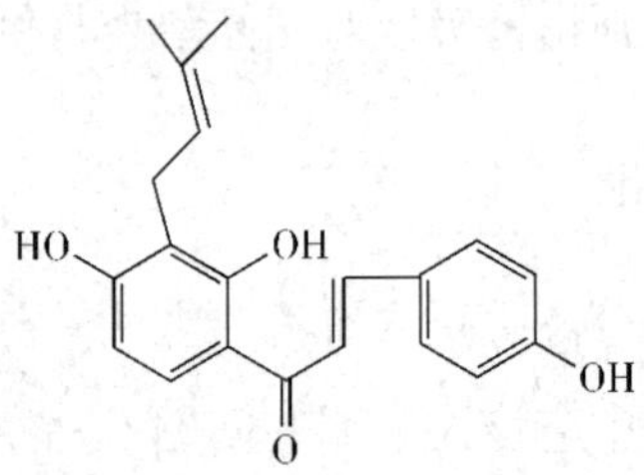

异补骨脂查耳酮

1. 补骨脂素 白色针状结晶，mp 168℃～169℃，有挥发性。溶于三氯甲烷（6%）、丙酮（1.3%）、苯（1.1%）、甲醇（0.46%）和乙醇（0.26%），微溶于水、乙醚和石油醚。

2. 异补骨脂素 白色结晶，mp 138℃～140℃。溶解度基本与补骨脂素相同。

3. 补骨脂次素 mp 为 292℃。

4. 补骨脂黄酮 无色结晶，mp 191℃～192℃，$[\alpha]_D^{20}$−29.1°（乙醇）。

5. 甲基补骨脂黄酮 mp 154℃～155℃，$[\alpha]_D^{20}$−10.4°（三氯甲烷）。

6. 异补骨脂黄酮 无色结晶，mp 187℃～188℃，$[\alpha]_D^{20}$−394°（乙醇）。

7. 补骨脂查耳酮 深橙色结晶，mp 161℃～161.5℃。

8. 异补骨脂查耳酮 黄色结晶，mp 154℃～156℃。

一、目的要求

1. 掌握渗漉法和回流法提取补骨脂中香豆素类成分；重结晶分离纯化补骨脂中香豆素类成分的方法；补骨脂中香豆素类成分的鉴别方法。

2. 了解补骨脂中补骨脂素和异补骨脂素的含量测定方法。

二、基本原理

补骨脂中香豆素类成分为呋喃香豆素，在有机溶剂中溶解度大，在水中溶解度小，利用其溶解性，采用乙醇作为提取溶剂；进一步采用活性炭吸附、重结晶方法除去杂质，将粗品进行纯化和精制。

三、提取分离

1. 渗漉法

（1）提取分离流程　补骨脂中补骨脂素的提取和分离流程如图 4-5-2 所示。

补骨脂粗粉100g
↓ 适量50%乙醇拌湿，装入渗漉筒，50%乙醇350ml浸泡过夜，次日渗漉，收集8倍量渗漉液
渗漉液
↓ 减压回收至无醇味，放置过夜，倾去上清液
黑色黏稠物
↓ 20倍量甲醇，分6~7次加热回流使溶解，趁热抽滤
滤液
↓ 放冷析晶，抽滤
补骨脂素粗品
↓ 加适量甲醇溶解，加少许活性炭加热煮沸5分钟，趁热抽滤
滤液
↓ 放冷析晶，抽滤
结晶
↓ 80℃下干燥
补骨脂素精制品

图 4-5-2　补骨脂中补骨脂素的提取分离流程

（2）操作步骤

①提取：称取补骨脂粗粉 100g，先加适量 50% 乙醇拌湿，装入渗漉筒，用 50% 乙醇 350ml 浸泡过夜，于次日渗漉提取，收集 8 倍量渗漉液；减压回收至无醇味，浓缩物放置过夜，倾去上清液，得黑色黏稠物。加 20 倍量甲醇分 6~7 次加热回流使溶解，趁热抽滤，滤液放冷析晶，抽滤，得补骨脂素粗品。

②精制：将上述粗品加适量甲醇溶解，加少许活性炭加热回流 5 分钟，趁热抽滤，滤液放冷有针状结晶析出，滤取结晶，于 80℃下干燥，得补骨脂素精制品。

2. 回流法　称取补骨脂药材粗粉 100g，置圆底烧瓶中，加 50% 乙醇 1000ml 回流提取 4 小时，过滤，滤液减压回收至无醇味，得浸膏。进一步精制按渗漉法中相应方法操作。

四、鉴定

1. 一般鉴别方法

（1）溶解性试验　取样品少许加稀氢氧化钠溶液 1~2ml，加热，观察现象；再加稀酸试液几滴，观察所产生现象。

（2）荧光　取样品少许溶于三氯甲烷中，用毛细管点于滤纸上，于紫外灯下观察荧光与颜色。

（3）异羟肟酸铁反应　取样品乙醇液，加 1% 氢氧化钠溶液 2~3 滴，加盐酸羟胺溶液 2~3 滴，于水浴上加热数分钟至反应完全，冷却，再用盐酸调至 pH3~4，加 1% 三氯化铁试液 1~2 滴，溶液显红~紫红色。

（4）酚羟基显色反应　样品乙醇溶液加三氯化铁溶液，观察颜色变化。

2. 薄层色谱鉴别

（1）样品　①渗漉法、回流法得到的样品乙醇溶液；②补骨脂素和异补骨脂素对照品混合溶液；

③补骨脂药材供试品溶液。

（2）吸附剂　硅胶G色谱板，湿法铺板，105℃活化30分钟。

（3）展开剂　正己烷-乙酸乙酯（4∶1）。

（4）显色剂　10%氢氧化钾甲醇溶液，置紫外灯（365nm）下检视，显蓝白色荧光斑点。

3. 高效液相色谱法测定含量

（1）色谱条件与系统适用性试验　以十八烷基硅烷键合硅胶为填充剂，以甲醇-水（55∶45）为流动相，检测波长246nm。理论塔板数按补骨脂素峰计算应不低于3000。

（2）对照品溶液的制备　精密称取补骨脂素和异补骨脂素对照品适量，分别加甲醇制成每1ml各含20μg的溶液。

（3）供试品溶液的制备

①药材提取液：取补骨脂药材粉末（过3号筛）约0.5g，精密称定，置索氏提取器中，加甲醇适量回流提取2小时，放冷，转移至100ml容量瓶中，加甲醇至刻度，摇匀，滤过，取续滤液，即得。

②自制样品液：精密称取自制补骨脂素和异补骨脂素样品适量，加甲醇制成1ml各含20μg的溶液，即得。

（4）测定法　分别精密吸取对照品溶液与供试品溶液各5~10μl，注入液相色谱仪，测定，即得。

五、思考与作业

1. 渗漉法和回流法各自的特点是什么？溶剂提取法还有哪些方法？各有何特点？
2. 用活性炭进行重结晶实验时有哪些注意事项？
3. 香豆素化学鉴别反应有哪些？各自用途是什么？香豆素的荧光有何特征？

第六节　中药有效成分——黄酮类的提取、分离和鉴定

实验4-6-1　槐米中芦丁的提取、分离和鉴定

槐米为豆科植物槐 *Sophora japonica* L. 的干燥花蕾。味苦，性微寒。具清肝泻火、凉血止血之功效。常用于治疗痔疮、子宫出血、吐血、衄血和咯血之症。

槐米主要化学成分为芦丁（rutin），又名芸香苷，含量高达12%~20%，其次含有槲皮素和三萜皂苷等。芦丁可降解毛细管前壁的脆性和调节渗透性，临床上用作毛细管脆性引起的出血症，并常作高血压症的辅助治疗。芦丁和槲皮素的化学结构和理化性质如下：

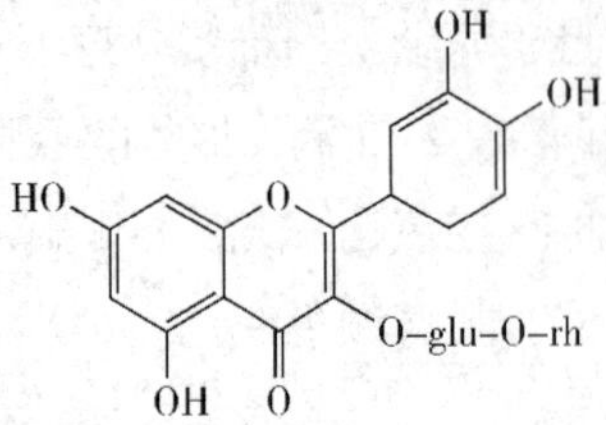

芦丁

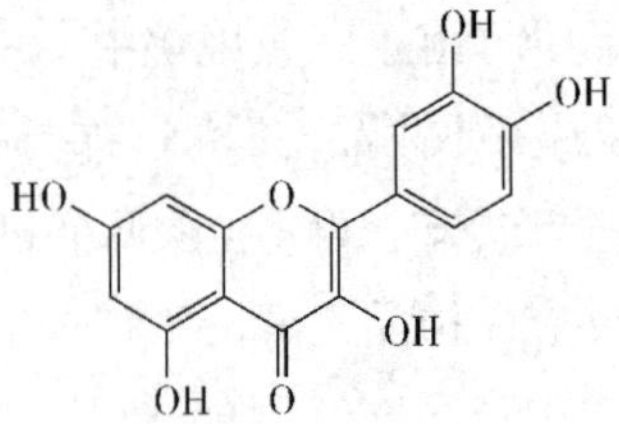

槲皮素

1. 芦丁（rutin） 淡黄色小针状结晶，mp 174℃～178℃（含3分子结晶水）、188℃（无水物）。不溶于乙醚、三氯甲烷、石油醚、乙酸乙酯和丙酮等溶剂。易溶于碱液，呈黄色，酸化后又析出。可溶于浓硫酸、浓盐酸，呈黄色，水稀释复析出。全水解得槲皮素和葡萄糖及鼠李糖。

溶解度：

水：0.0013%（冷），0.55%（热）；甲醇：1.0%（冷），11.2%（热）；

乙醇：0.36%（冷），3.5%（热）； 吡啶：8.5%（冷），易溶（热）。

2. 槲皮素（quercetin） 黄色结晶，mp 313℃～314℃（含2分子结晶水），316℃（无水物）。不溶于水、苯、乙醚、三氯甲烷和石油醚，可溶于甲醇、乙酸乙酯、冰醋酸、吡啶和丙酮等溶剂。

一、目的要求

掌握煎煮法提取芦丁的基本原理和操作；芦丁提取过程中防止苷键水解的方法；黄酮苷的鉴定，包括水解后苷元和糖的鉴定方法。

二、基本原理

利用芦丁在沸水中溶解度大，在冷水中溶解度小而析出的性质进行提取分离。利用芦丁在冷乙醇中溶解度小，热乙醇中溶解度大的性质，选用乙醇重结晶法对芦丁进行精制。芦丁可被稀酸水解，生成槲皮素和葡萄糖及鼠李糖，并通过薄层色谱鉴定，芦丁及槲皮素还可通过化学显色法鉴定。

三、提取分离

1. 提取分离流程 槐米中芦丁的提取分离流程见图4-6-1。

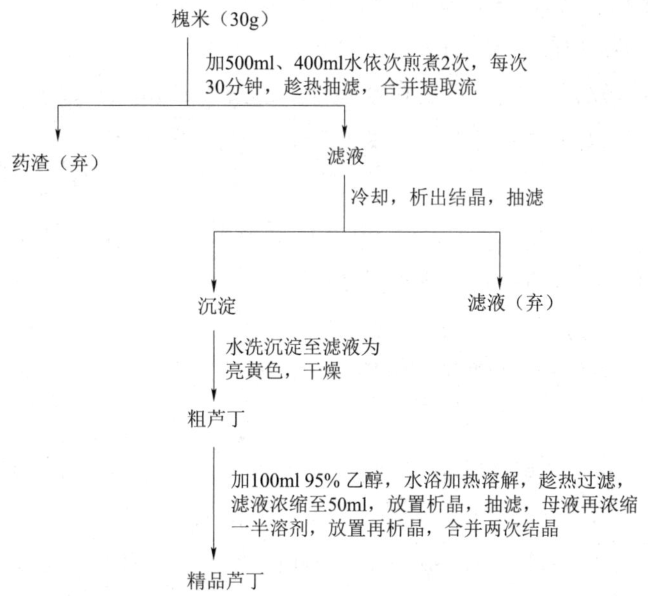

图4-6-1　槐米中芦丁的提取分离流程

2. 操作步骤

（1）芦丁的提取与精制　称取槐米30g，用研钵研成粗粉，然后置于1000ml烧杯中，加入500ml水，加热至微沸，保持30分钟，趁热抽滤。滤渣再用400ml水，煮沸30分钟，趁热抽滤，合并两次提取液，冷却析出粗芦丁。抽滤，弃除滤液，水洗沉淀至滤液为亮黄色，收集沉淀，60℃～70℃干燥，得粗芦丁。将粗芦丁水浴加热溶解于100ml 95%乙醇，趁热过滤，滤液浓缩至50ml，放置析晶，抽滤，母液再浓缩一半溶剂，再放置析晶，收集两次结晶，干燥，得精品芦丁。

（2）芦丁的酸水解　称取芦丁2g，尽量研细，投入250ml圆底烧瓶中，加2% H_2SO_4 150ml回流30~60分钟，冷却，待有大量黄色沉淀生成后抽滤，得苷元槲皮素（沉淀）及糖（滤液）。将槲皮素沉淀水洗至中性，用乙醇重结晶一次，得槲皮素精品。

四、鉴定

1. 化学鉴定　取芦丁和槲皮素各3mg，分别加乙（或甲）醇8ml，水浴加热溶解，配制供试液。

（1）莫氏（Molish）反应　取供试液1~2ml，加α-萘酚1~2滴，摇匀，倾斜试管，沿管壁徐徐注入浓H_2SO_4约1ml，静置。观察两层溶液的界面变化，出现紫色环者为阳性，表示样品分子中含有糖的结构（糖和苷类均呈阳性反应）。比较芦丁和槲皮素的不同。

（2）镁粉-盐酸试验　取供试液1~2ml置于试管中，加入少许镁粉，滴加数滴浓HCl，观察颜色变化。

（3）醋酸镁反应　取供试液滴加于定性滤纸上，滴加1~2滴醋酸镁试剂，紫外灯365nm下观察荧光。

（4）三氯化铁反应　取供试液1~2ml置于试管中，滴加1%三氯化铁乙醇液1~2滴，注意呈色变化，观察颜色变化。

2. 薄层色谱鉴定

（1）样品　①自制芦丁乙醇溶液；②自制槲皮素乙醇溶液；③芦丁对照品乙醇溶液；④槲皮素对照品乙醇溶液。

（2）吸附剂　硅胶G色谱板，湿法铺板，105℃活化30分钟。

（3）展开剂　三氯甲烷-甲醇-甲酸（7：2.5：0.5）。

（4）显色　①先在可见光下观察，然后在紫外灯下观察（254nm，365nm）；②再经氨水熏后观察；③最后喷三氯化铝试剂前后观察颜色变化，观察365nm紫外灯下荧光。

五、思考与作业

1. 除了煎煮法之外还有哪些方法可以提取芦丁？
2. 检识黄酮类化合物的常用化学方法有哪些？
3. 如何判断一个中草药成分是黄酮苷，还是苷元？

实验4-6-2　黄芩苷和黄芩素的提取、分离和鉴定

黄芩为唇形科植物黄芩 *Scutellaria baicalensis* Georgi 的干燥根。味苦，性寒。具有清热燥湿，泻火解毒，止血，安胎的功效。临床用于治疗黄疸泻痢，热淋涩痛，肺热咳嗽，热病烦渴，寒来暑往，咽喉肿痛，血热出血，胎动不安。

黄芩主要含有黄酮类成分，如黄芩苷（baicalin）（4.0%~5.2%）、黄芩素（baicalein）、汉黄芩苷（wogonoside）、汉黄芩素（wogonin）、木蝴蝶素A及二氢木蝴蝶素A等。其中黄芩苷为主要有效成分，具有抗菌、消炎作用，此外还有降转氨酶的作用。黄芩素的磷酸酯钠盐可用于治疗过敏、哮喘等疾病。

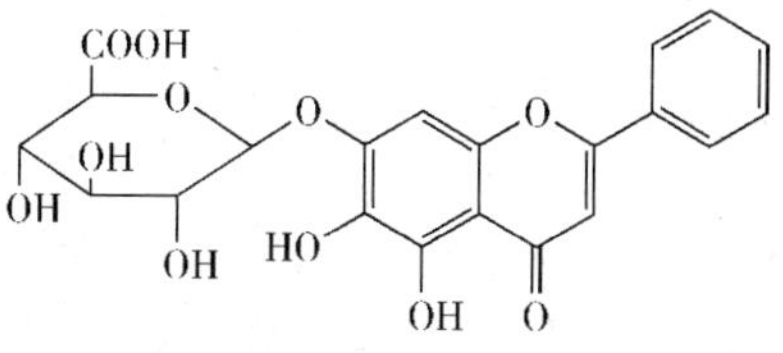

黄芩苷

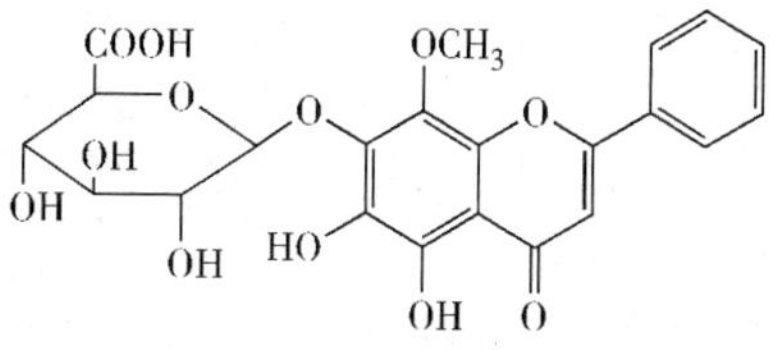

汉黄芩苷

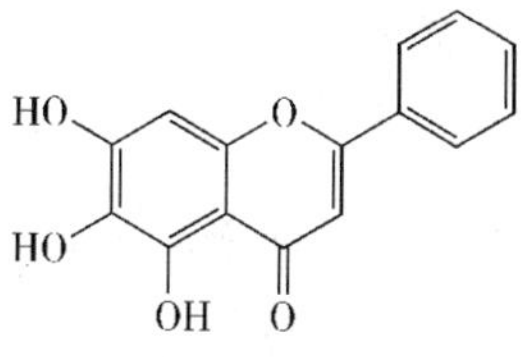

黄芩素

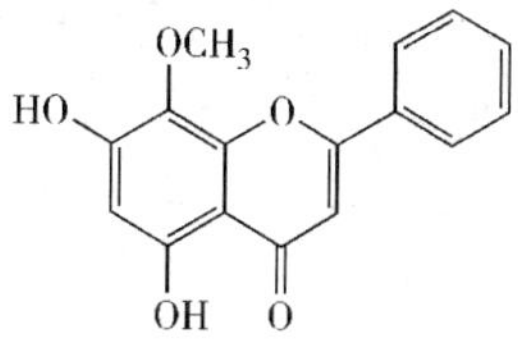

汉黄芩素

黄芩苷（baicalin）为淡黄色针晶，mp 223℃，UV λ_{max}（MeOH）：244、278 和 315nm。几乎不溶于水，难溶于甲醇、乙醇和丙酮，可溶于含水醇和热醋酸。溶于碱水及氨水初显黄色，不久则变为黑棕色。经水解后生成的苷元黄芩素（baicalein）分子中具有邻三酚羟基，易被氧化转为醌类衍生物而显绿色，这是黄芩因保存或炮制不当变绿色的原因。黄芩变绿色，有效成分受到破坏，质量随之降低。

一、目的要求

掌握水提取黄芩苷基本原理和操作；黄芩苷的精制方法；黄芩苷酸水解制备黄芩素的方法。

二、基本原理

黄芩苷结构中不仅含有亲水性糖基，而且含有酸性羧基、酚羟基，在植物体内能够与酸成盐，具有亲水性，可以通过煎煮法提取。再利用黄芩苷的酸性特征，能溶于碱溶液，而在酸性溶液中难溶的性质，采用碱溶酸沉法进行精制纯化。黄芩苷经酸解得黄芩素。

三、提取分离

1. 提取分离流程 黄芩中黄芩苷和黄芩素的提取分离流程见图 4-6-2。

2. 操作步骤

（1）黄芩苷的提取与精制 将黄芩苷药粉 30g 加入 300ml 水中，加热微沸，保持 30 分钟，抽滤，滤渣再用 250ml 水微沸 30 分钟，抽滤，合并 2 次提取液。滴加浓 HCl 调 pH 至 1~2，滤液置于 80℃水中保温 30 分钟，自然冷却析出粗黄芩苷，抽滤，收集沉淀。将沉淀加适量水搅匀，加 40% NaOH 调至 pH 为 7，再加入等量乙醇，过滤，收集滤液，滴加浓 HCl 调 pH1~2，充分搅拌，加热至 50℃，保温 30 分钟，过滤沉淀。依次用水、50% 乙醇、95% 乙醇洗涤沉淀，自然干燥，得精品黄芩苷。

（2）黄芩素提取 将精品黄芩苷研细，150ml 2% 硫酸水溶液中回流 60 分钟，冷却过滤，水洗沉淀，自然干燥，得黄芩素粗品。

四、鉴定

1. 化学检识 取黄芩苷、黄芩素各 3mg，分别加甲（或乙）醇 8ml，水浴加热溶解，配制供试液。

（1）盐酸-镁粉反应 取供试液 1ml，滴加浓盐酸，再加少量镁粉，观察实验现象。

（2）$ZrOCl_2$/枸橼酸反应 取供试液 1ml，滴加 2% $ZrOCl_2$/甲醇溶液，观察实验现象，然后继续滴

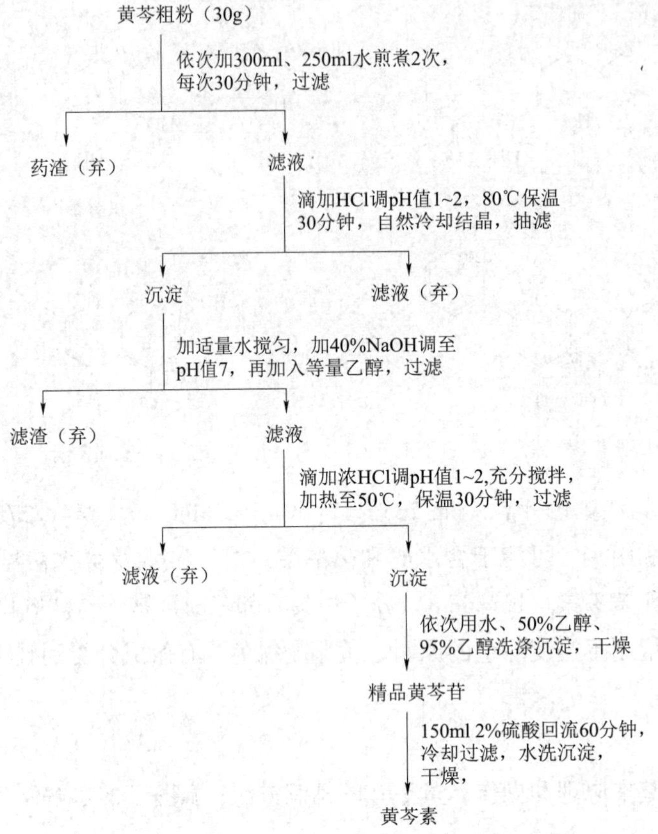

图 4-6-2　黄芩中黄芩苷和黄芩素的提取分离流程

加 2% 枸橼酸/甲醇溶液，观察颜色变化过程。

（3）Molish 反应　取供试液 1ml，加 α-萘酚 1~2 滴，摇匀，倾斜试管，沿管壁徐徐加入浓 H_2SO_4 约 1ml，静置。观察两层溶液的界面变化。比较黄芩苷和黄芩素的反应现象。

2. 薄层色谱检识

（1）样品　①自制黄芩苷样品乙醇溶液；②黄芩苷对照品乙醇溶液。

（2）吸附剂　硅胶 G 色谱板，湿法铺板，105℃活化 30 分钟。

（3）展开剂　正丁醇-冰醋酸-水（6∶2∶4）。

（4）显色剂　2% $FeCl_3$/乙醇。

五、思考与作业

1. 为什么可以用煎煮法提取黄芩苷？
2. 苷类结构的研究方法和程序如何？
3. 为什么能用碱溶酸沉法精制黄芩苷？
4. 实验过程中，加碱溶解后，为什么要再加入等量乙醇？

实验 4-6-3　葛根中葛根素的提取、分离和鉴定

葛根为豆科植物野葛 *Pueraria lobata*（Willd.）Ohwi 的干燥根。味甘、辛，性凉。具有解肌退热，透疹，生津止渴，升阳止泻，通经活络，解酒毒之功效。临床用于外感发热头痛，项背强痛，麻疹不

透，热痢，泄泻，眩晕头痛等。

葛根中主要含有异黄酮类化合物，如葛根素（puerarin）、大豆素（daidzein）和大豆苷（daidzin）等。大豆素具有类似罂粟碱的解痉作用，葛根总黄酮具有扩张冠状动脉、增加冠状动脉血流量以及降低心肌耗氧量等作用。

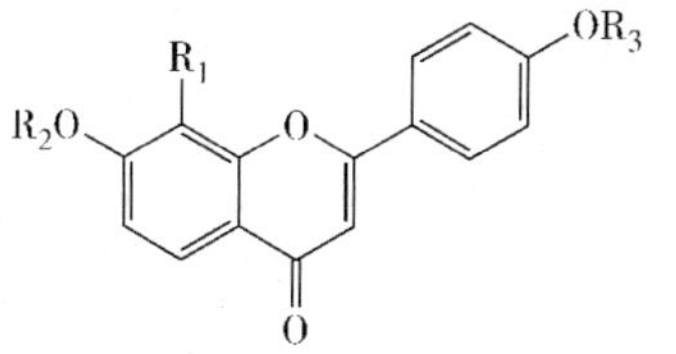

大豆素 $R_1=R_2=R_3=H$
大豆苷 $R_1=R_3=H$, $R_2=glc$
葛根素 $R_2=R_3=H$, $R_1=glc$

葛根素（puerarin），白色针状结晶，mp 203℃～205℃，不溶于乙酸乙酯、三氯甲烷、乙醚和石油醚等，溶于热水、甲醇和乙醇。

一、实验目的

掌握从葛根中提取分离和鉴定异黄酮的方法。

二、实验原理

葛根素为异黄酮苷类化合物，具有中等极性，能溶于热水、醇，可采用乙醇回流提取。

三、提取分离

1. 提取分离流程 葛根中葛根素的提取分离流程见图 4-6-3。

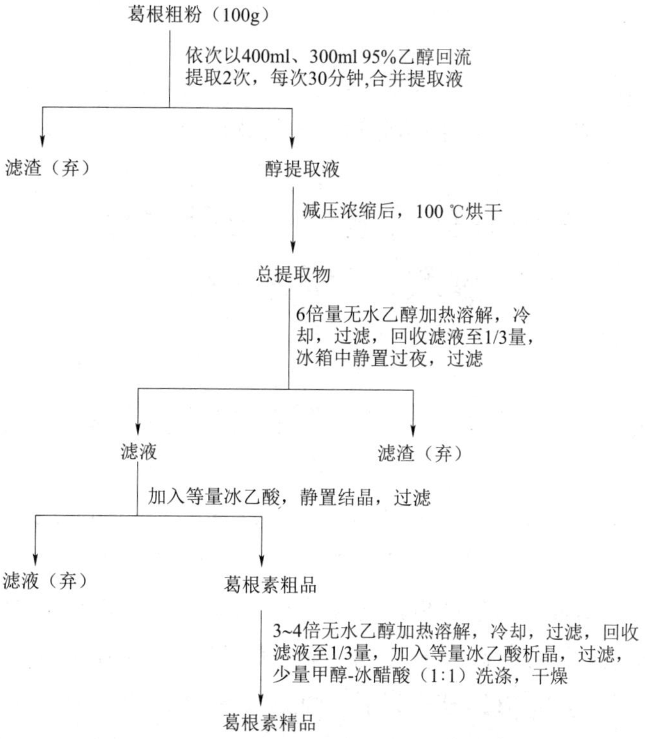

图 4-6-3 葛根中葛根素的提取分离流程

2. 操作步骤

（1）葛根素的提取与精制 称取 100g 葛根粗粉，加入 400ml 95% 乙醇，回流提取 30 分钟，倾倒出上清液，药渣再用300ml 95%乙醇回流提取一次，合并提取液，浓缩至无醇味浸膏，100℃烘干，得总提取物。将此提取物，用6倍量无水乙醇加热溶解，放冷，滤去沉淀，蒸去溶剂至1/3量，置于冰箱中静置过夜，滤除沉淀；再向滤液中加入等量的冰醋酸，静置析出沉淀，抽滤，干燥，得粗品葛根素。将葛根素粗品水浴加热溶解于3~4倍量（W/V）无水乙醇中，冷却，过滤，浓缩滤液至1/3量，向滤液中加入等量冰醋酸析晶，过滤，用少量甲醇-冰醋酸（1∶1）洗涤结晶，干燥，得葛根素精品。

四、鉴定

1. 薄层色谱鉴定

（1）样品　①自制葛根素粗品溶液；②自制葛根素精品溶液；③葛根素对照品溶液。

（2）吸附剂　纸色谱。

（3）展开剂　5% Na_2CO_3水溶液。

（4）吸附剂　硅胶 GF_{254}薄层色谱。

（5）展开剂　三氯甲烷-甲醇-水（7∶2.5∶0.25）。

（6）吸附剂　聚酰胺薄层色谱。

（7）展开剂　①三氯甲烷-甲醇（9∶1）；②50%乙醇。

（8）显色剂　$FeCl_3$-$K_3[Fe(CN)_6]$显色剂，紫外365nm下观察。

2. 化学检识　莫氏（Molish）反应：取少量葛根素，溶于1~2ml甲醇中，加α-萘酚1~2滴，摇匀，倾斜试管，沿管壁徐徐加入浓 H_2SO_4约1ml，静置。观察两层溶液的界面变化。

3. 光谱测定　测定葛根素的IR、UV与标准品的谱图进行对照。

五、思考与作业

1. 叙述葛根异黄酮化合物的提取、分离方法。
2. 葛根素属于什么类型黄酮，与其他黄酮类型有何区别？

第七节　中药有效成分——三萜皂苷、强心苷的提取、分离和鉴定

实验4-7-1　甘草酸和甘草次酸的提取、分离和鉴定

甘草为豆科植物甘草 *Glycyrrhiza uralensis* Fisch.、胀果甘草 *Glycyrrhiza inflata* Bat. 或光果甘草 *Glycyrrhiza glabra* L. 的干燥根和根茎。性平，味甘。归心、肺、胃经。具有补脾益气、祛痰止咳、清热解毒、缓急止痛和调和诸药的功效。用于脾胃虚弱，倦怠乏力，咳嗽痰多，脘腹、四肢挛急疼痛，痈肿疮毒，缓解药物毒性、烈性。生甘草常用于泻火解毒，蜜甘草用于补中益气、缓急止痛。

甘草中主要化学成分为三萜皂苷，其中以甘草酸含量最高，约为10%，另含黄酮类、香豆素类、桂皮酸衍生物以及氨基酸等成分。现代药理研究发现甘草酸和甘草次酸具有抑制艾滋病病毒、单纯疱疹、胃溃疡和胃液分泌、金黄色葡萄球菌以及抗炎、抗肿瘤、保肝和促肾上腺皮质激素样等作用，临床上作为抗炎药使用，并用于治疗胃溃疡，但是只有18β-H的甘草次酸才具有促肾上腺皮质激素样的左右，18α-H型则不具有此种生物活性。

主要成分的结构和理化性质如下：

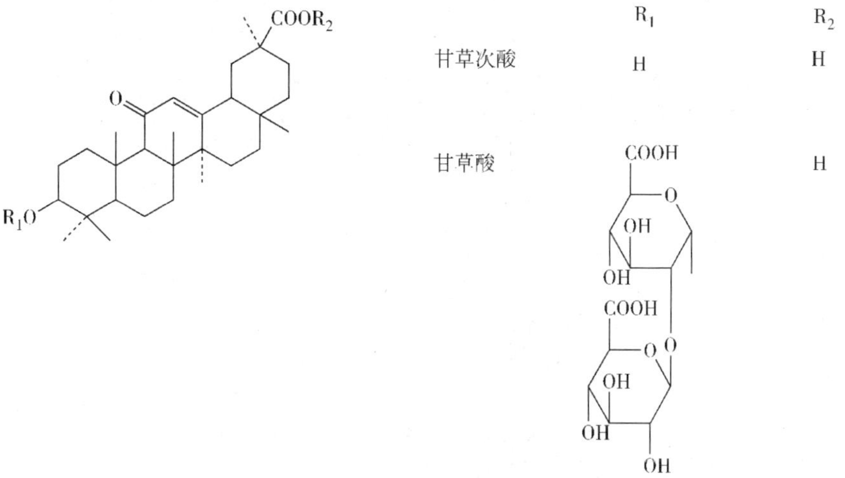

1. 甘草酸（glycyrrhizic acid，GL）　味甜，又称甘草甜素，无色柱状结晶（冰醋酸），分子式：$C_{42}H_{62}O_{16}$，mp 220℃（分解），易溶于热水和稀氨水，可溶于热的稀乙醇，几乎不溶于乙醚和无水乙醇，其水溶液有微弱的起泡性和溶血性，在生药中常以钾盐或钙盐形式存在。在110℃～120℃下，与5%稀硫酸加压水解得2分子葡萄糖醛酸及其苷元甘草次酸。

2. 甘草次酸（glycyrrhetinic acid，GA）(18*α*-H型)　小片状结晶，分子式：$C_{30}H_{46}O_4$，mp 283℃，$[\alpha]_D^{20}$+140°，易溶于三氯甲烷和乙醇。

3. 甘草次酸（glycyrrhetinic acid，GA）(18*β*-H型)　针状结晶，分子式：$C_{30}H_{46}O_4$，mp 256℃，$[\alpha]_D^{20}$+86°，易溶于三氯甲烷和乙醇。

一、目的要求

掌握从甘草中提取三萜皂苷甘草酸和甘草次酸的原理和方法；柱色谱和制备薄层色谱的原理、特点及基本操作。

二、基本原理

甘草酸多以钾盐或钙盐的形式存在于甘草中，其盐易溶于水，于水溶液中加浓硫酸即可析出甘草酸，利用此性质提取甘草酸。甘草酸经酸水解，其苷元不溶于水而析出，可分离得到甘草次酸。

三、提取分离

1. 提取流程　甘草中甘草酸及甘草次酸提取分离流程见图4-7-1。

2. 操作步骤

（1）甘草皂苷的提取　称取甘草粗粉200g，加水回流提取3次（600ml，30分钟；2×400ml，20分钟），过滤、合并过滤，浓缩至原体积的1/5，在搅拌下加浓硫酸酸化至不再析出沉淀，放置，虹吸除去上清液，得棕黄色沉淀，水洗3次，置搪瓷盘中干燥，得总皂苷。

（2）甘草次酸粗品的制备　将总皂苷称重后，研成细粉，分别用丙酮150ml、100ml和100ml回流提取2小时、1小时和1小时，每次回流液趁热过滤，滤液放冷后用20%氢氧化钾乙醇液中和至pH为7～8，放置，析出大量褐红色粉末状沉淀，抽滤干燥，得甘草酸三钾盐粗品。将甘草酸三钾盐粗品称重后，研成细粉，加入约2倍量的冰醋酸（约40ml），加热，使其全部溶解，室温放置24小时，析晶，

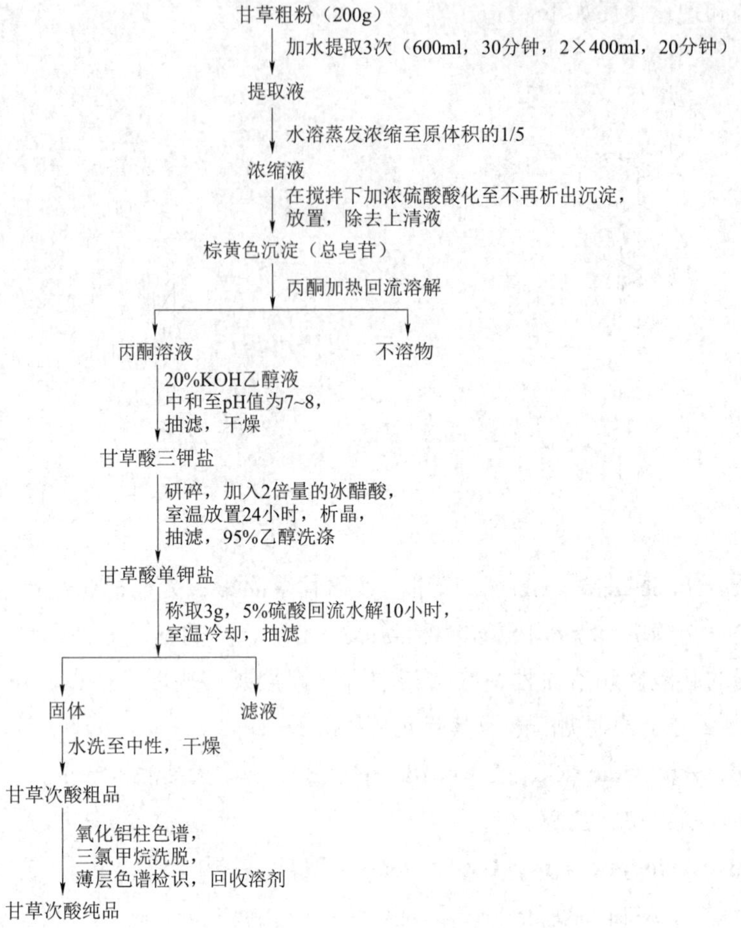

图 4-7-1　甘草中甘草酸及甘草次酸的提取分离流程

抽滤，用95%乙醇洗涤，得甘草酸单钾盐。称取 3g 甘草酸单钾盐置 100ml 圆底烧瓶中，加入 5% 硫酸 30ml，加热回流水解 10 小时，室温冷却后抽滤，用蒸馏水洗至中性，干燥，得白色甘草次酸粗品。

（3）甘草次酸精制　将白色甘草次酸粗品溶于热三氯甲烷中，趁热过滤，除去不溶物，三氯甲烷溶液放冷，经氧化铝柱层析，三氯甲烷洗脱，薄层色谱检识，合并相同流分，回收溶剂，得甘草次酸。

四、鉴定

1. 一般鉴别反应

（1）醋酐-浓硫酸反应（Lieberman-Burchard 反应）　取甘草酸少许于试管中，用 0.5ml 醋酐溶解，再加浓硫酸-醋酐（1：20）数滴，溶液界面出现黄→红→紫→蓝等颜色变化，最后褪色。

（2）三氯甲烷-浓硫酸反应（Salkowski 反应）　取甘草酸少许于试管中，加三氯甲烷 1ml 溶解，沿管壁缓慢加入浓硫酸 1ml，上层三氯甲烷层出现红色或蓝色，下层硫酸层出现绿色荧光。

（3）泡沫实验　取甘草酸少许，加水溶解，剧烈振荡后，通常可产生持续 10 分钟以上的细微的泡沫。

2. 特殊鉴别反应

（1）溶血实验

①取甘草酸少许，溶解，滴于滤纸片中心，干燥后，在同一处反复 3~4 次滴滤液，干燥后喷以血球悬浮液，1~5 分钟后，观察黄色背景上是否出现黄色斑点。

②取甘草酸少许，溶解，取 1ml，加 1.5ml 生理盐水，然后加血细胞悬浮液于试管或载玻片上，由

于三萜皂苷与红细胞壁上胆甾醇结合，生成不溶于水的复合物沉淀，破坏红细胞的正常渗透而导致溶血。本实验可于显微镜下观察血球破裂溶解情况。

3. 甘草酸的色谱鉴定

（1）薄层鉴定

1）样品：①自制甘草酸的乙醇溶液；②甘草酸对照品的乙醇溶液。

2）吸附剂：硅胶 GF_{254} 板，湿法铺板，105℃活化 30 分钟。

3）展开剂：正丁醇-水-冰醋酸（4：2：1）。

4）显色剂及鉴别：喷以 10% 的硫酸-乙醇溶液，105℃加热数分钟，至斑点显色清晰，置紫外灯（365nm）下观察荧光。

4. 甘草次酸的薄层鉴定

（1）样品　①自制甘草次酸乙醇溶液；②甘草次酸对照品乙醇溶液。

（2）吸附剂　硅胶 GF_{254} 板，湿法铺板，105℃活化 30 分钟。

（3）展开剂　三氯甲烷-甲醇（9：1）。

（4）显色剂及鉴别　喷以 10% 硫酸-乙醇溶液，105℃加热数分钟，至斑点显色清晰，置紫外灯（365nm）下观察斑点。

五、思考与作业

1. 甘草总皂苷的提取原理是什么？皂苷还有哪些提取分离方法？
2. 如何检识甘草酸中糖的类型，请设计具体操作方法。

实验 4-7-2　穿山龙中薯蓣皂苷及薯蓣皂苷元的提取、分离与鉴定

穿山龙为薯蓣科植物穿龙薯蓣 *Dioscorea nipponica* Makino 的干燥根茎。性温，味苷、苦，有小毒。具有祛风除湿，舒筋通络，活血止痛，止咳平喘的功效。主要用于风湿痹痛，关节肿胀，疼痛麻木，跌打损伤，闪腰岔气，咳嗽气喘。

穿山龙的主要成分为薯蓣皂苷（dioscin），另含有纤细薯蓣皂苷（gracillin）、穗菝葜甾苷（asperin）、25-D-螺甾-3,5-二烯（25-D-spirosta-3,5-diene）及对羟基苄基酒石酸（piscidic acid）等化学成分。薯蓣皂苷经酸水解可得薯蓣皂苷元（diosgenin），含量可达 1.5%～2.6%，是近代制药工业中合成甾体激素和甾体避孕药的重要原料。主要成分的结构和理化性质如下：

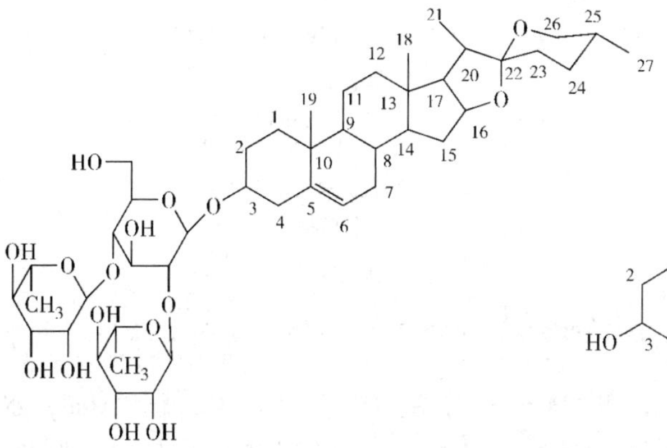

薯蓣皂苷（dioscin）

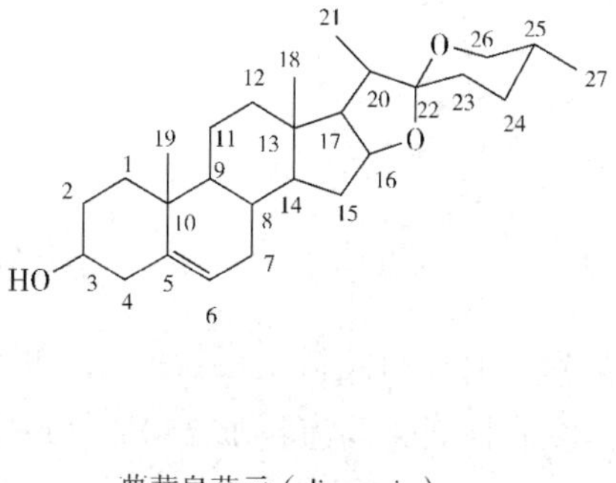

薯蓣皂苷元（diosgenin）

1. 薯蓣皂苷　无定形粉末或白色针状结晶（甲醇），mp 288℃，可溶于热水、吡啶、甲醇、乙醇和醋酸，不溶于水，难溶于丙酮和弱极性有机溶剂。

2. 薯蓣皂苷元　白色或微黄的结晶性粉末，无显著油败味或其他异臭。mp 204℃～207℃，$[\alpha]_D^{25}$ －129°（三氯甲烷）。可溶于一般有机溶剂和醋酸中，不溶于水。

一、目的要求

掌握从穿山龙中提取甾体皂苷、薯蓣皂苷及薯蓣皂苷元的原理和方法；甾体皂苷的理化鉴别方法；索氏提取器或常用加热回流装置的使用方法。

二、基本原理

利用大多数皂苷极性较大，易溶于水、甲醇和乙醇等大极性溶剂的特点，采用醇从穿山龙中提取薯蓣皂苷。利用皂苷在酸性水溶液中水解成糖和苷元的性质，先用酸水直接处理原料，因薯蓣皂苷元不溶于水，留存于植物残渣中。再利用皂苷元不溶于水，溶于有机溶剂的性质，以石油醚或汽油连续回流提取皂苷元。

通常直接酸水解法仅能提取25%的薯蓣皂苷元，工业上一般先加入纤维素酶经过自然发酵，再进行水解和有机溶剂萃取。

三、提取分离

（一）薯蓣皂苷的提取

1. 提取分离流程　穿山龙中薯蓣皂苷的提取分离流程见图4-7-2。

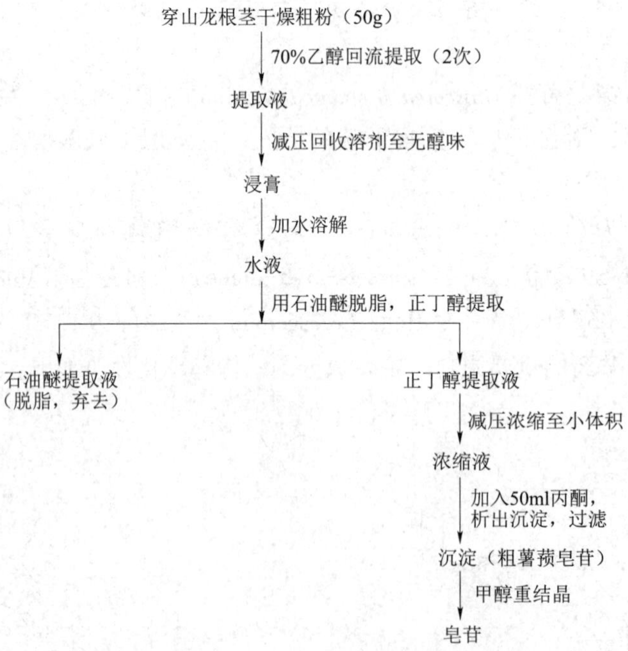

图4-7-2　穿山龙中薯蓣皂苷的提取分离流程

2. 操作步骤　取穿山龙根茎粗粉50g，置500ml圆底烧瓶中，用70%乙醇250ml，水浴上回流提取2小时，稍冷后抽滤，药渣再加250ml 70%乙醇回流1小时，合并乙醇提取液（保留10ml作皂苷性质检识用）；提取液经减压浓缩至无醇味，浸膏加适量蒸馏水溶解，水液用石油醚脱脂，再用

100ml 水饱和正丁醇提取，提取液减压浓缩，于浓缩液中加入 50ml 丙酮，即析出沉淀；过滤，沉淀用水洗涤数次，得粗薯蓣皂苷，烘干，称重，计算得率。

取粗薯蓣皂苷 1g，加 50～60ml 甲醇，加热溶解，趁热抽滤，滤液浓缩至 20～30ml，放置过夜析晶（或放冷析晶），抽滤，得精制薯蓣皂苷，烘干，称重，计算得率。

（二）薯蓣皂苷元的提取

1. 药材直接酸水解方法

（1）提取分离流程 酸水解法提取分离穿山龙中薯蓣皂苷元流程见图 4-7-3。

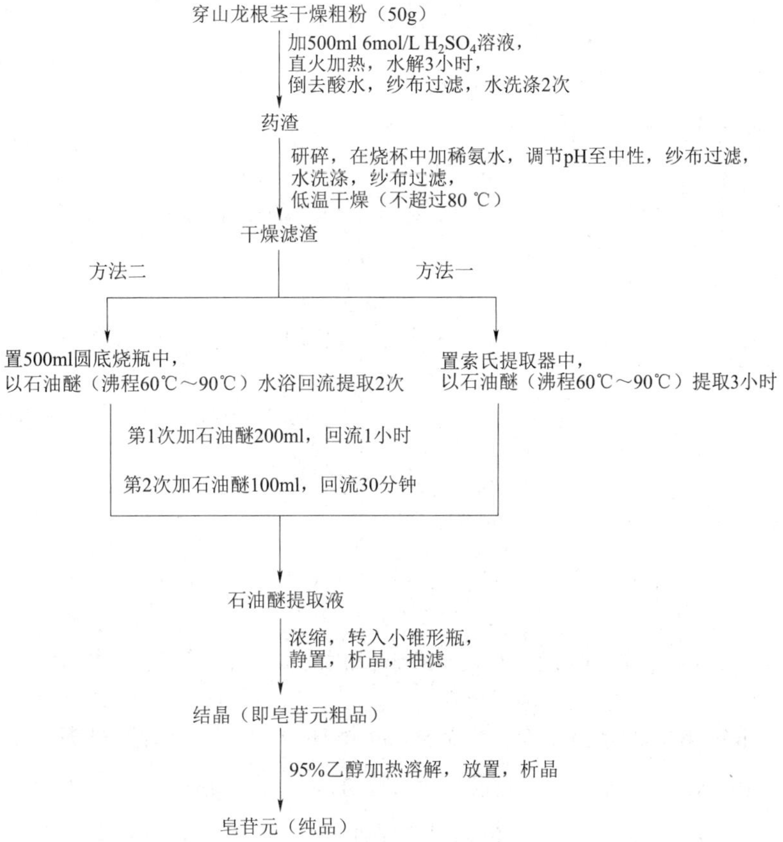

图 4-7-3 穿山龙中薯蓣皂苷元的提取分离流程（酸水解法）

（2）操作步骤 取穿山龙根茎粗粉 50g，置 500ml 圆底烧瓶中，加 6mol/L 硫酸水溶液直火（石棉网上）加热 3 小时（开始时用小火，防止泡沫冲出），水解物放冷，纱布过滤，倒去酸水，药渣用水洗涤 2 次，然后将药渣倒在烧杯内，加稀氨水调 pH 至中性，用水洗涤，纱布过滤，滤渣研碎，低温干燥（不超过 80℃）。

方法一：将该干燥滤渣装入滤纸筒后置索氏提取器中（图 4-7-5），用石油醚（沸程 60℃～90℃）300ml，在水浴上回流提取 3 小时。

方法二：将干燥药渣装入 500ml 圆底烧瓶中（图 4-7-6），水浴回流提取 2 次。第 1 次加 200ml 石油醚（沸程 60℃～90℃），回流 1 小时；第 2 次加石油醚 100ml，回流 30 分钟，合并 2 次石油醚提取液。

提取液常压回收（水浴上）石油醚至 10～15ml 时停止（图 4-7-7），用滴管转入小锥形瓶中，冷却，析出结晶，抽滤，即得薯蓣皂苷元粗品。粗品用 20～30ml 95% 乙醇加热溶解（色深时可加 1%～2% 活性炭脱色），趁热抽滤，滤液放置，析出结晶。滤集结晶，烘干，称重，计算得率。

2. 薯蓣皂苷水解法 取粗薯蓣皂苷0.5g，加20ml 2mol/L盐酸甲醇溶液，回流2小时，加40ml水稀释，减压蒸去甲醇，冷后滤去残留液中析出的晶体（保留滤液20ml，以检查其中所含单糖），结晶加20~30ml乙醇加热回流使薯蓣皂苷元粗品溶解，趁热抽滤，放置析晶，抽滤，得精制薯蓣皂苷元。烘干，称重，计算得率。

3. 水磨酶解法提取薯蓣皂苷元

（1）提取分离流程 水磨酶解法提取分离穿山龙中薯蓣皂苷元流程见图4-7-4。

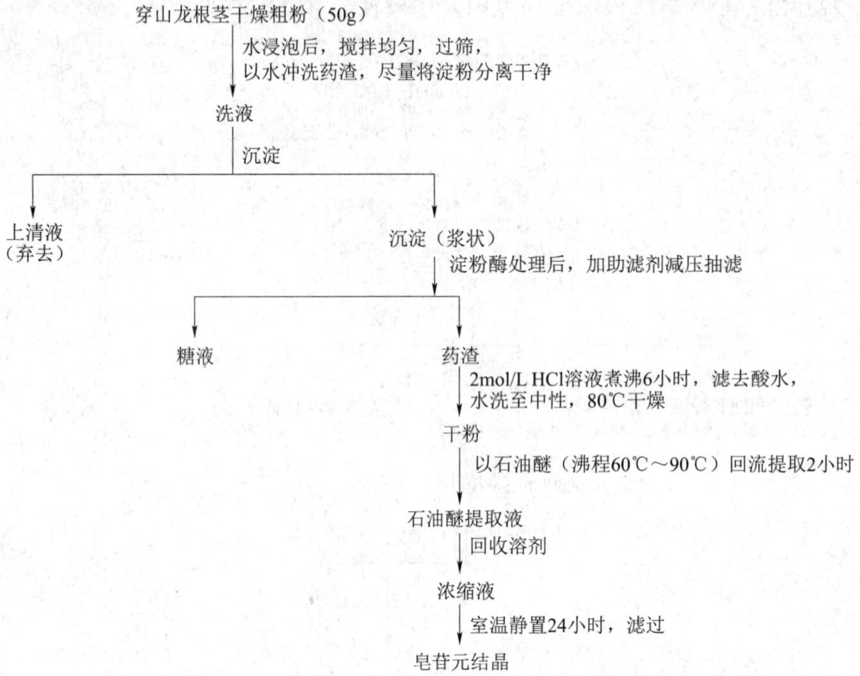

图4-7-4 穿山龙中薯蓣皂苷元的提取分离流程（水磨酶解法）

（2）操作步骤 取穿山龙根茎粗粉50g，置500ml烧杯中，水浸泡后，过筛，用水冲洗药渣，尽可能将淀粉除去，得浆状沉淀。在pH为6的浆状沉淀中加0.2ml淀粉酶（10 U/g原料药材），50℃恒温36小时后，减压抽滤，得药渣。药渣中加6mol/L盐酸溶液，直火（石棉网上）加热6小时（开始时用小火，防止泡沫冲出），水解物放冷，纱布过滤，倒去酸水，药渣用水洗涤至中性，纱布过滤，滤渣研碎，低温干燥（不超过80℃）。水解后干燥药渣粉装入500ml圆底烧瓶中，用石油醚（沸程60℃~90℃）300ml，在水浴上回流提取1小时，回收溶剂，浓缩液室温静置24小时，析晶。

四、鉴定

1. 样品液制备 取薯蓣2g加蒸馏水20ml，直火煮沸10分钟，过滤，滤液作以下实验。

2. 甾体皂苷的一般鉴别反应

（1）皂苷及皂苷元的颜色反应

①三氯醋酸试剂（Rosen-Heimer）：上述滤液2ml及薯蓣皂苷和薯蓣皂苷元结晶少许分别置于干燥试管中，加三氯醋酸溶液，放在60℃~70℃恒温水浴中加热，数分钟后由红渐变为紫色，为甾体皂苷。

②硫酸-醋酐试剂（Liebermann-Burchard）：上述滤液2ml以及薯蓣皂苷和薯蓣皂苷元结晶少许，分别置白瓷板上，再加1ml浓硫酸-醋酐（1∶20）数滴，观察颜色由红→紫→蓝，放置最后出现蓝绿色为甾体皂苷。

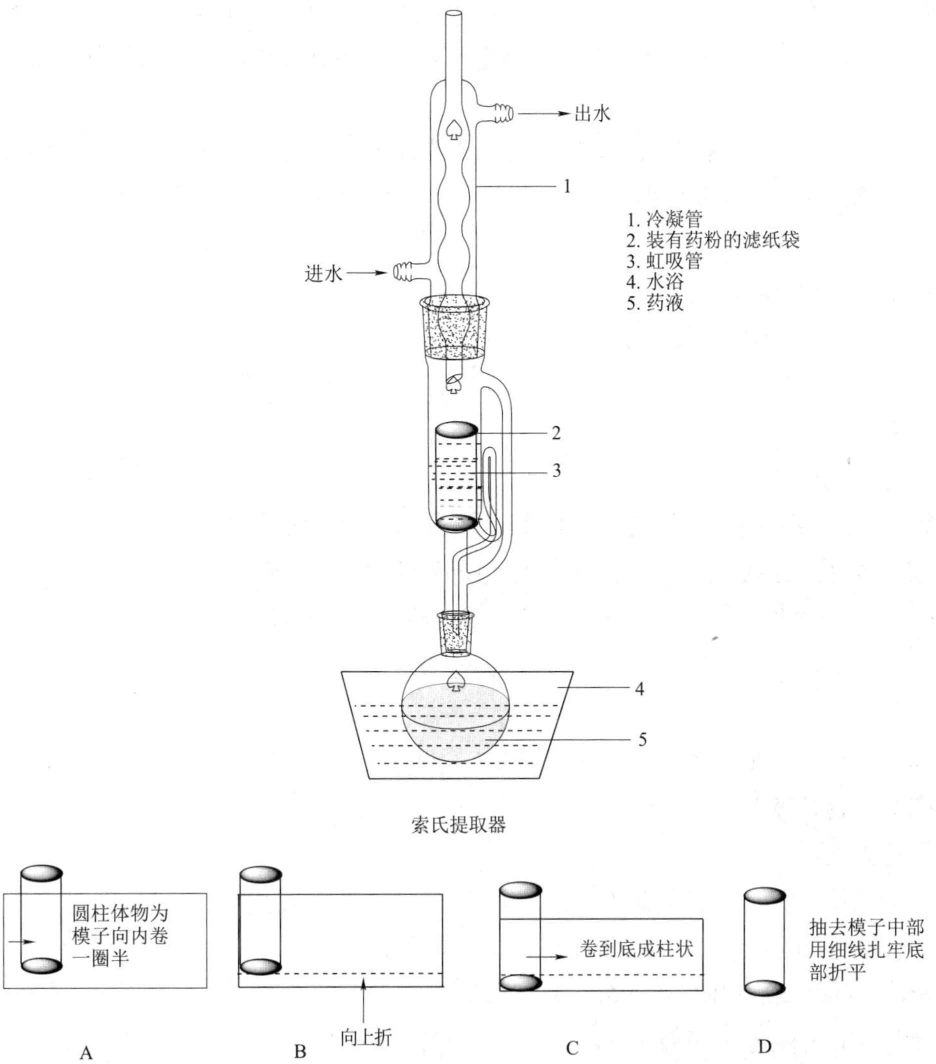

图 4-7-5　穿山龙中薯蓣皂苷元的索氏提取装置

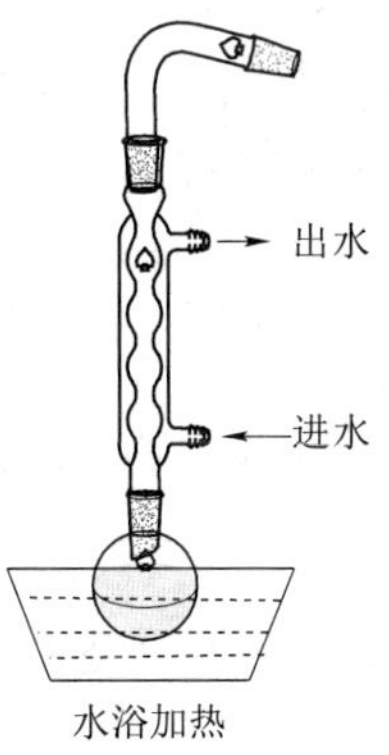

图 4-7-6　穿山龙中薯蓣皂苷元的加热回流提取装置

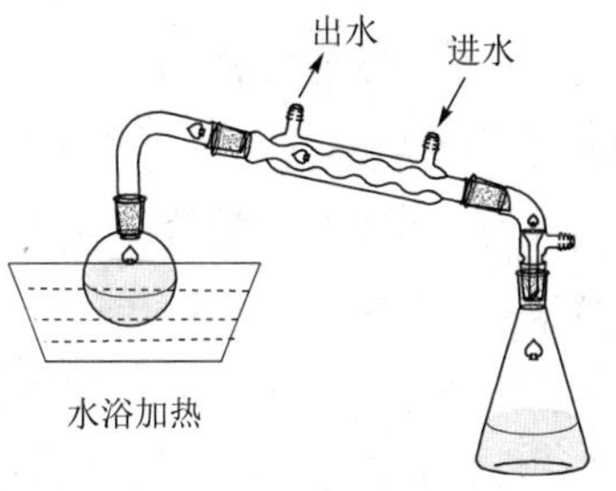

图 4-7-7　提取溶剂回收装置

③磷钼酸实验：取薯蓣皂苷元结晶少许用乙醇溶解，取此醇溶液点于滤纸片或硅胶 G 薄层板上，用 5%～10% 磷钼酸乙醇溶液喷洒后，120℃加热 5 分钟，显蓝色斑点为阳性反应。

3. 特殊鉴别反应

（1）泡沫试验　取上述滤液 2ml 置小试管中。用力振摇 1 分钟，如产生多量泡沫，放置 10 分钟，泡沫没有显著消失，即表明含有皂苷。另取试管 2 支，各加入上述滤液 2ml，一管内加入 2ml 0.1mol/L

氢氧化钠溶液，另一管加入2ml 0.1mol/L盐酸溶液，将两管塞紧用力振摇1分钟，观察两管出现泡沫的情况，如两管的泡沫高度相近，表明为三萜皂苷，如含碱液管比含酸液管的泡沫高过数倍，表明含有甾体皂苷。

（2）溶血试验　取清洁试管2支，其中一支加入蒸馏水0.5ml，另一试管加入穿山龙的乙醇提取液0.5ml，然后分别加入0.5ml 0.8% NaCl水溶液，摇匀，加入1ml 2%红细胞悬浮液，充分摇匀，观察溶血现象。

根据下列标准判断实验结果：

全溶——试管中溶液透明为鲜红色，管底无红色沉淀物。

不溶——试管中溶液透明为无色，管底沉着大量红细胞，振摇立即发生浑浊。

4. 薯蓣皂苷元色谱鉴别

（1）薄层色谱鉴别

1）样品：①自制薯蓣皂苷元精制品乙醇液；②薯蓣皂苷元对照品乙醇液。

2）吸附剂：硅胶G薄层色谱板，湿法铺板，105℃活化30分钟。

3）展开剂：①三氯甲烷：甲醇（20∶0.2）；②石油醚-乙酸乙酯（7∶3）。

4）吸附剂：Al_2O_3软板（中性100~200目，活性Ⅲ级）。

5）展开剂：苯-甲醇（9∶1）。

6）显色剂：10%磷钼酸乙醇溶液，喷雾后加热，显蓝色斑点。

5. 薯蓣皂苷的色谱鉴别

（1）薄层色谱鉴别

1）样品：①自制薯蓣皂苷精制品乙醇液；②薯蓣皂苷对照品乙醇液。

2）吸附剂：硅胶薄层色谱板，湿法铺板，105℃活化30分钟。

3）展开剂：三氯甲烷-甲醇-水（65∶35∶10，下层）。

4）显色剂：10%磷钼酸乙醇液，喷雾后加热，显蓝色斑点。

6. 糖的色谱鉴别

（1）纸色谱鉴别　将上述水解后滤去固体时保留的水溶液20ml，用碳酸钠中和后，浓缩至约1ml，供纸色谱点样用。

1）样品：①水解液（中和后）；②葡萄糖对照品溶液；③鼠李糖对照品溶液。

2）吸附剂：新华一号色谱滤纸。

3）展开剂：正丁醇-醋酸-水（4∶1∶5上层）。

4）显色剂：苯胺邻苯二甲酸盐试剂，喷后105℃加热10分钟，显棕色或棕红色斑点。

（2）薄层色谱鉴别　样品处理同前项。

1）样品：①水解液（中和后）；②葡萄糖对照品溶液；③鼠李糖对照品溶液。

2）吸附剂：硅胶G色谱板，湿法铺板，105℃活化30分钟。

3）展开剂：乙酸乙酯-吡啶-水（8∶2∶1）。

4）显色剂：10%硫酸二乙胺试剂，喷后120℃加热10分钟，在紫外灯下观察荧光斑点。

注意事项：

（1）原料经酸水解后，药渣应充分洗涤至中性，以免烘干时炭化。

（2）由于石油醚极易挥发和燃烧，故应水浴加热，水浴温度不宜太高。

（3）回流前烧瓶内要加沸石。

（4）索氏提取器为实验室中常用的提取仪器，通过溶剂蒸发、冷凝及仪器中的虹吸，使药渣中的物质每次经受纯净溶剂的溶解而被提取，效率极高，同时可节省溶剂。一般受热易分解或变色的物质或高沸点溶剂提取，本仪器不适用。

滤纸筒的制法：

（1）滤纸筒高度以超过索氏提取器的虹吸管 1~2cm 为准。

（2）滤纸筒内径应小于索氏提取器的内径。

（3）提取药材滤渣（含皂苷元）的装置是将滤渣倒入滤纸筒，不要散在筒外，其量装入滤纸筒后应低于虹吸管。轻轻压实，然后上盖一薄层脱脂棉。

五、思考与作业

1. 薯蓣皂苷和薯蓣皂苷元在理化性质上有哪些不同之处？如何鉴别？
2. 重结晶操作应注意哪些问题？如何制成过饱和溶液？
3. 使用索氏提取器有什么优点？应注意哪些问题？

实验 4-7-3　黄花夹竹桃中强心苷的提取、分离与鉴定

黄花夹竹桃为夹竹桃科植物黄花夹竹桃 *Thevetia peruviana* Merr. 果仁。性温，味辛、苦，大毒。归心经。具有强心和利尿消肿的功效。主要治疗各种心脏病引起的心力衰竭，阵发性室上性心动过速，阵发性心房纤颤。

黄花夹竹桃的果仁富含多种强心苷，如黄花夹竹桃苷甲（thevetin A）、黄花夹竹桃苷乙（thevetin B）、黄花夹竹桃次苷甲（peruvoside）和黄花夹竹桃次苷乙（neriifolin）、黄花夹竹桃次苷丙（ruvoside）、单乙酰黄花夹竹桃次苷乙（cerberin）等，总苷含量达 8% 左右。

临床上所用黄夹苷（强心灵，neriperside）主要成分是黄花夹竹桃次苷乙（约 50%）、黄花夹竹桃次苷甲（约 26%）和单乙酰黄花夹竹桃次苷乙（约 9%）的混合物。黄花夹竹桃中主要化学成分结构和理化性质如下：

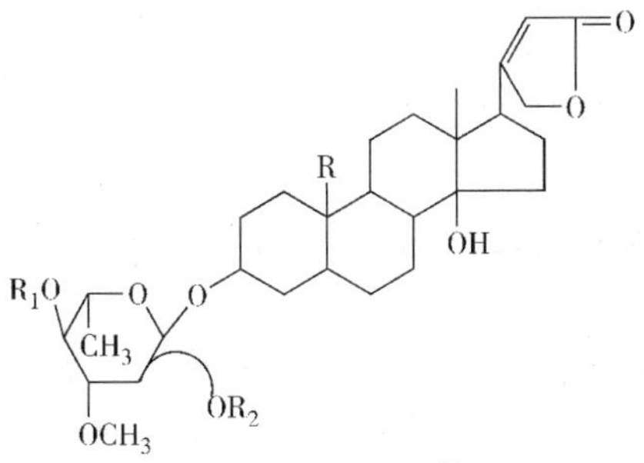

	R	R_1	R_2
黄花夹苷甲	CHO	H	-β-D-葡萄糖-O-β-葡萄糖
黄花夹苷乙	CH_3	H	-β-D-葡萄糖-O-β-葡萄糖
黄花夹次苷甲	CHO	H	H
黄花夹次苷乙	CH_3	H	H
黄花夹次苷丙	CH_2OH	H	H
黄花火次苷丁	COOH	H	H
单乙酰黄花夹次苷乙	CH_3	$OCCH_3$	H

黄花夹竹桃次生苷的混合物为白色结晶，味极苦，对黏膜有刺激作用。易溶于乙醇、甲醇、三氯甲烷和丙酮，微溶于乙醚和水，不溶于苯及石油醚。

一、目的要求

1. 掌握强心苷的一般理化性质和鉴别方法。

2. 了解从黄花夹竹桃果仁中提取黄夹苷的原理和方法；薄层色谱检识酶解前后黄花夹竹桃果仁成分的变化。

二、基本原理

本实验利用黄花夹竹桃果仁中的原生苷经酶解后产生次生苷，然后用甲醇提取次生苷。

三、提取分离

1. 提取分离流程 黄花夹竹桃中黄夹苷提取分离流程见图 4-7-8。

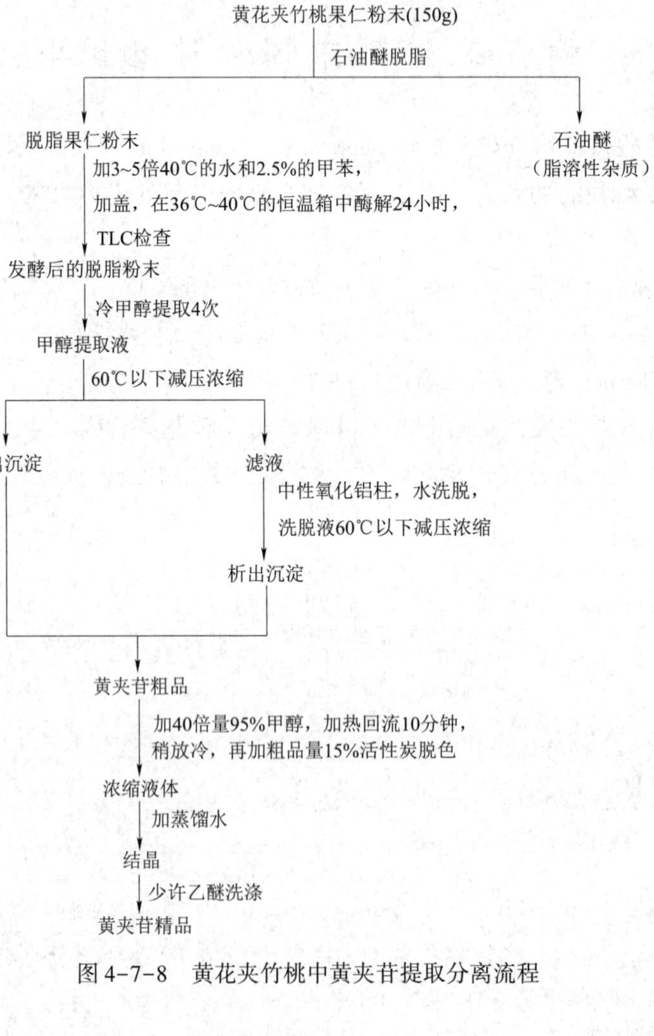

图 4-7-8 黄花夹竹桃中黄夹苷提取分离流程

2. 操作步骤

（1）前处理 取黄花夹竹桃坚果 150g，除去硬壳，称重，置乳钵中研细、称重。

（2）脱脂 将研细的果仁粗粉，包在滤纸袋中，置于索氏提取器内，用石油醚脱脂。脱脂是否完全，可用滴管吸取索氏提取器中部的石油醚液，滴在滤纸上，若不留油迹即可。将脱脂粉末干燥，称重。

（3）酶解　将干燥后的脱脂果仁粉末，置于三角烧瓶中，以果仁粗粉量计算，分别加3～5倍40℃的水和2.5%的甲苯，加盖，并稍微有孔隙。在36℃～40℃的恒温箱中酶解24小时。观察发酵物的颜色与pH的变化。并用TLC检查酶解前后成分的情况。

1）检查方法：取脱脂粉末少许，加适量的甲醇，搅拌，放置10分钟，过滤；另取少量发酵后的样品，加适量三氯甲烷，搅拌，放置10分钟，过滤，两滤液分别作为样品液。

2）吸附剂：中性氧化铝（200～300目）软板。

3）展开剂：三氯甲烷-甲醇（97∶3）。

4）显色剂：50%的硫酸（水液或乙醇液）喷后，于105℃烘烤10分钟。

（4）提取　于发酵后的粉末中，加15倍量（相当于脱脂粉末重量）95%甲醇，置于500ml三角烧瓶中，振摇10分钟，减压过滤。残渣再用5倍量甲醇振荡提取，减压过滤，抽干。残渣于布氏漏斗上，用适量的甲醇洗涤一次，合并甲醇液。减压回收甲醇至脱脂粉末的5倍量体积，加脱脂粉末12.5倍的水，放置。待析出沉淀，过滤，干燥，称重，得黄夹苷粗品。

（5）精制　取上述黄夹苷粗品，加40倍量95%甲醇，加热回流10分钟，稍放冷，再加粗品量15%活性炭脱色，加热回流10分钟，过滤。滤液减压浓缩至粗品5倍量体积，再缓缓加入浓缩体积3倍量的蒸馏水，放置，待析出结晶后减压过滤。结晶以少许乙醚洗涤，于70℃干燥，称重，即得黄夹苷精品，计算得率。

四、鉴定

1. 理化鉴别

（1）Kedde反应　取少量样品于小试管中，加1ml乙醇溶解后加入4% NaOH乙醇溶液2滴，再加2% 3,5-二硝基苯甲酸甲醇溶液2滴，强心苷溶液呈紫红色。

（2）Baljet反应　取少量样品于小试管中，加1ml乙醇溶解后加1～2滴碱性苦味酸试剂，放置15分钟，强心苷溶液呈橙红色。

（3）Keller-Killiani反应　取少量样品于小试管中，加0.5% $FeCl_3$的冰醋酸溶液2ml使之溶解，然后沿试管壁加入浓硫酸1ml。观察现象，若有α-去氧糖则两界面呈棕色，渐变为浅蓝色，最后冰醋酸层现蓝色。

2. 色谱鉴别

（1）纸色谱

1）样品：①自制黄夹苷甲醇溶液；②黄夹苷对照品甲醇溶液。

2）吸附剂：色谱滤纸条（28cm×4.5cm），使其均匀的通过盛有甲酰胺∶丙酮（3∶7）溶液的培养皿，然后置空气中风干待用。

3）展开剂：甲酰胺饱和的二甲苯-甲乙酮（1∶1，上层）。

将点样后的滤纸条挂在色谱筒内，用展开剂饱和3分钟后，以上行法展开，至展开前沿达20cm左右时，取出滤纸条在空气中晾干后，置于恒温箱中于120℃烘烤1小时（除去纸上甲酰胺），然后显色。

4）显色剂：用Kedde试剂显色，分别在同一滤纸上喷2% 3,5-二硝基苯甲酸甲醇溶液和5% NaOH乙醇溶液两种试剂，强心苷呈红色斑点，计算R_f值。

（2）薄层色谱

1）样品：同纸色谱。

2）吸附剂：硅胶 G 色谱板，湿法铺板，105℃活化 30 分钟。

3）展开剂：三氯甲烷-甲醇（10：1）。

4）显色剂：50%的硫酸水溶液喷后，于 105℃烘烤 10 分钟。

样品可呈现与对照品 R_f值相同的一些斑点，其中三个斑点 R_f值由小到大依次为：黄夹次苷甲、黄夹次苷乙和单乙酰黄夹次苷乙。

五、思考与作业

1. 强心苷的颜色反应取决于化合物结构中哪些部分？有哪些相应显色反应及现象？
2. 强心苷的酶水解有何特点？

第八节　中药有效成分——挥发油类的提取、分离和鉴定

实验 4-8-1　陈皮挥发油的提取、分离和鉴别

陈皮为芸香科植物橘 *Citrus reticulata* Blanco. 及其栽培变种的干燥成熟果皮。性温，味苦、辛。归肺、脾经。具有理气健脾，燥湿化痰的功效。用于胸脘胀满，食少吐泻，咳嗽痰多。

陈皮主含挥发油（1.5%～2%），油中主要成分为 *d*-柠檬烯（*d*-limonene），占挥发油的 80%以上。此外，尚含有 β-榄香烯（β-elemene）和 α-金合欢烯（α-farnesene）等 70 余种成分。其主要成分的结构与理化性质如下：

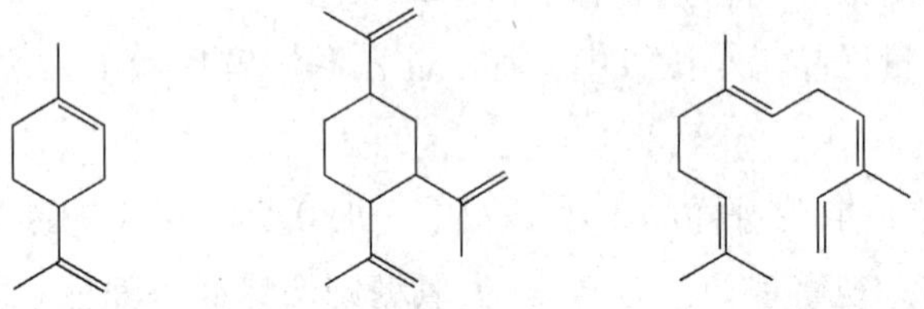

d-柠檬烯　　β-榄香烯　　α-金合欢烯

1. *d*-柠檬烯　微黄色油状液体，沸点（bp）175.5℃～176.5℃，相对密度（d_4^{20}）0.8402，折光率（η_D^{20}）1.473，旋光度 $[\alpha]_D^{20}$+125.6°。不溶于水，能溶于乙醚、丙酮。

2. β-榄香烯　液体，bp 114℃～116℃/1.2×10^3Pa，d_4^{20} 0.862，η_D^{20}1.4930，$[\alpha]_D^{16}$-15°。不溶于水，可溶于乙醚。

3. α-金合欢烯　油状液体，bp 124℃/1.6×10^3 Pa，d_4^{20} 0.844，η_D^{20} 1.490。不溶于水，可溶于乙醚、石油醚和丙酮。

一、目的要求

掌握用水蒸气蒸馏法提取挥发油的原理及操作；比水轻的挥发油提取器的构造和使用方法；挥发油中化学成分的鉴别方法。

二、基本原理

根据挥发油能随水蒸气蒸馏出来而不被分解的性质，可用水蒸气蒸馏法提取挥发油。中药陈皮含挥发油且比水轻，采用水蒸气蒸馏法提取，通过挥发油测定仪，定量分析挥发油的含量。

三、提取分离

1. 提取分离流程 陈皮挥发油的提取分离流程见图 4-8-1（a）。

2. 操作步骤 称取陈皮 100g，置 1000ml 圆底烧瓶中，加蒸馏水 500ml 和玻璃珠数粒，振摇混合；连接挥发油测定器与回流冷凝管，自冷凝管上端添加蒸馏水使充满挥发油测定器刻度部分并溢流入烧瓶为止［挥发油提取装置见图 4-8-1（b）］；用电热套缓缓加热至烧瓶内容物沸腾，并保持微沸 4~5 小时，至测定器中油量不再增加，停止加热，放置片刻；开启测定器下端的活塞，将水缓缓放出，至油上端到达 0 刻度线上面 5mm 处为止，放置 1 小时以上；再开启活塞使油层下降至其上端恰与 0 刻度线齐平，读取挥发油量并换算成样品中含油的百分数。

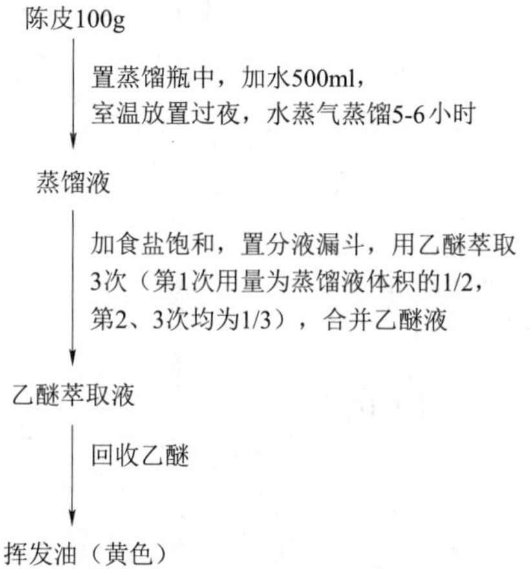

图 4-8-1（a） 陈皮挥发油的提取分离流程

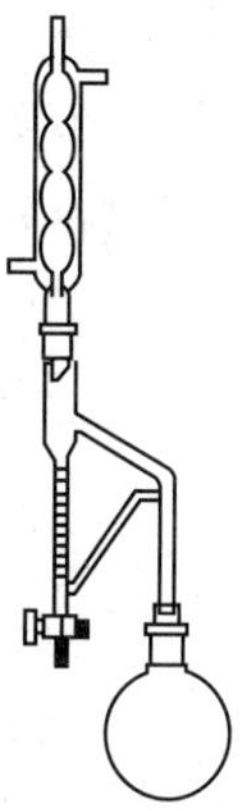

图 4-8-1（b） 挥发油提取装置

取蒸馏液，置于分液漏斗中，加食盐饱和，用乙醚萃取 3 次（第 1 次用量为蒸馏液体积的 1/2，第 2 和第 3 次均为 1/3），合并乙醚萃取液，回收乙醚，得到黄色挥发油。

四、鉴定

1. 挥发油一般鉴别

（1）芳香性 嗅挥发油的气味。

（2）挥发性 将挥发油滴于滤纸片上，放置 2~4 小时或微热后观察滤纸上有无清晰的油迹，与菜油对照。

（3）不饱和性 将挥发油滴入 0.5ml 溴的四氯化碳溶液中，溴褪色。

2. 薄层色谱鉴定

（1）样品 ①陈皮挥发油乙醇液；②柠檬烯乙醇液。

（2）吸附剂 硅胶 G 色谱板，湿法铺板，105℃活化 30 分钟。

（3）展开剂 石油醚-乙酸乙酯（9∶1）。

（4）显色剂 ①2%高锰酸钾水溶液；②1%香草醛-浓硫酸试剂；③0.2% 2,4-二硝基苯肼试剂；

④0.05%溴甲酚绿乙醇溶液；⑤重氮化试剂。

以上各项均须观察颜色变化并记录试验结果。

五、思考与作业

1. 水蒸气蒸馏的流出液加入食盐的目的是什么？
2. 挥发油的通性有哪些？
3. 如何测定陈皮挥发油的含量？

实验 4-8-2 薄荷挥发油的提取、分离和鉴别

薄荷为唇形科植物薄荷 *Mentha haplocalyx* Briq. 的干燥地上部分。性凉，味辛。具有疏散风热，清利头目，利咽，透疹，疏肝行气之功效。用于风热感冒，风温初起，头痛，目赤，喉痹，口疮，风疹，麻疹，胸胁胀闷。

薄荷油是薄荷中的主要化学成分。薄荷新鲜叶含挥发油 0.8%~1%，干茎叶中含 1.3%~2%。挥发油中主要成分为薄荷醇（menthol），占 75%~85%，薄荷酮（menthone）占 10%~20%，乙酸薄荷酯（menthyl acetate）占 1%~6%。此外还含有柠檬烯（limonene）、异薄荷酮（isomenthone）、桉油精（cineole）、α-及β-蒎烯（pinene）等。其主要成分的结构和理化性质如下：

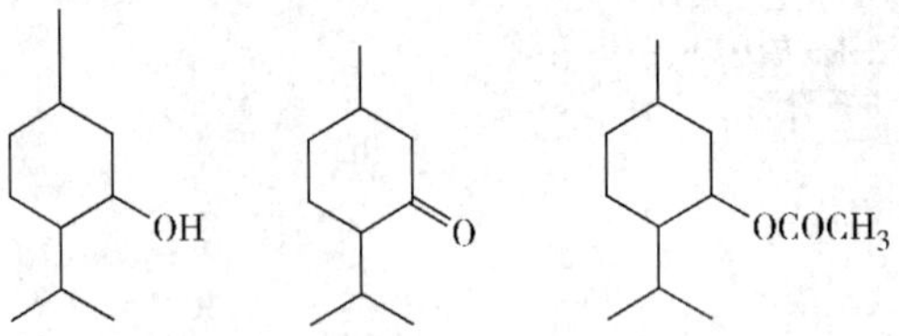

薄荷醇　　薄荷酮　　乙酸薄荷酯

1. 薄荷醇 为白色粒状或针状结晶，d_4^{20} 0.890g/cm^3，熔点（mp）41℃~43℃，bp 216℃，η_D^{20} 1.4580。微溶于水，溶于乙醇、三氯甲烷、乙醚、石油醚、冰醋酸和液体石蜡。具有类似薄荷清凉感的香气。

2. 薄荷酮 无色液体，bp 205℃，d_4^{20} 0.890~0.894g/cm^3，η_D^{20} 1.450。不溶于水，溶于大多数有机溶剂。以 1∶3 溶于 70%乙醇。具有特有的类似薄荷药材的香气。

3. 乙酸薄荷酯 无色透明液体，bp 227℃，109℃（1.33×10^3 Pa），d_4^{20} 0.919，η_D^{20} 1.4468。微溶于水，与醇、醚混溶。具有带玫瑰香的薄荷油味。

一、目的要求

掌握用水蒸气蒸馏法提取挥发油的原理及操作；从薄荷中提取薄荷醇的原理和方法；挥发油中化学成分的鉴别方法。

二、基本原理

根据挥发油能随水蒸气蒸馏出来而不分解的性质，可用水蒸气蒸馏法提取挥发油。薄荷挥发油比水轻，可用测定比重在 1.0 以下的挥发油测定仪。薄荷醇含量的高低是评价薄荷油质量优劣的主要依据。薄荷醇是薄荷油经冷冻、析脑、离心分离获得。

三、提取分离

1. 提取分离流程 薄荷油的提取和薄荷醇的分离流程见图 4-8-2。

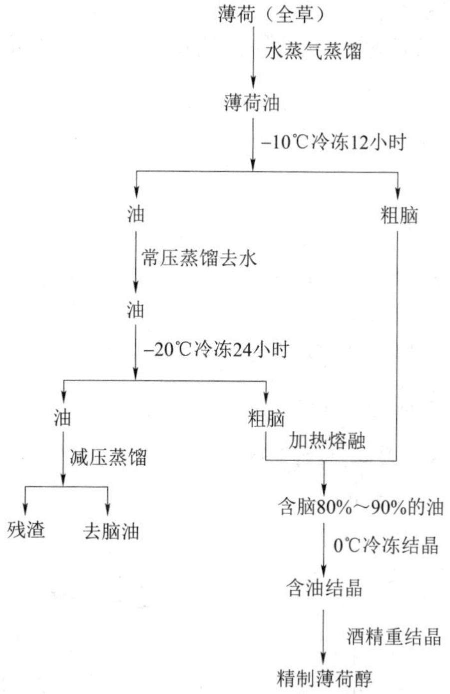

图 4-8-2 薄荷油的提取和薄荷醇的分离流程

2. 操作步骤

（1）薄荷油的提取 称取薄荷 200g，置 1000ml 圆底烧瓶中，加蒸馏水 500ml 和玻璃珠数粒，振摇混合，连接挥发油测定器与回流冷凝管，自冷凝管上端添加蒸馏水使充满挥发油测定器刻度部分并溢流入烧瓶为止；用电热套缓缓加热至烧瓶内容物沸腾，并保持微沸 6 小时，至测定器中油量不再增加，停止加热，放置片刻；开启测定器下端的活塞，将水缓缓放出，至油上端到达 0 刻度线上面 5mm 处为止，放置 1 小时以上，再开启活塞使油层下降至其上端恰与 0 刻度线齐平，读取挥发油量并换算成样品中含油的百分数。油层经无水硫酸钠脱水，得到无色挥发油。

（2）薄荷醇的分离 薄荷油置于-10℃冷冻 12 小时，滤过油层和粗脑。油层部分常压蒸馏去水，置于-20℃冷冻 24 小时，得粗脑。两部分粗脑合并，加热熔融，得到含脑80%～90%的油，0℃冷冻结晶，得含油结晶，乙醇重结晶，得精制薄荷醇。

四、鉴定

1. 一般鉴别反应

（1）取薄荷醇 1g，加硫酸 20ml 使溶解，即显橙红色，24 小时后析出无薄荷脑香气的无色油层。

（2）取薄荷醇 50mg，加冰醋酸 1ml 使溶解，加硫酸 6 滴与硝酸 1 滴的冷混合液，仅显淡黄色。

2. 薄层色谱鉴别

（1）样品 ①自制的薄荷醇石油醚溶液；②薄荷醇对照品石油醚溶液；③薄荷药材供试液：取本品粉末 0.5g，加石油醚（沸程 60℃～90℃）5ml，密塞，振摇数分钟，放置 30 分钟，滤过，滤液作为供试品溶液。

（2）吸附剂　硅胶G色谱板，湿法铺板，105℃活化30分钟。

（3）展开剂　①苯-乙酸乙酯（19：1）；②石油醚（沸程60℃～90℃）-苯-乙酸乙酯（9：2：1）；③正己烷-乙酸乙酯（17：3）。

（4）显色剂　香草醛硫酸试液-乙醇（1：4）的混合溶液。

展开后在100℃加热至斑点显色清晰。供试品色谱中，在与对照品色谱相应的位置上，显相同颜色的斑点。

以上各项均须观察颜色变化并记录试验结果。

3. 纯度检查

（1）熔点　41℃～43℃范围之内。

（2）薄层鉴别　3种展开剂同时显示为1个斑点。

五、思考与作业

1. 薄荷醇提取分离的原理是什么？
2. 薄荷醇在薄层色谱过程中注意事项有哪些？
3. 如何判断分离得到的薄荷醇的纯度？

实验4-8-3　丁香挥发油的提取、分离和鉴别

丁香为桃金娘科植物丁香 *Eugenia caryophyllata* Thunb. 的干燥花蕾。味辛，性温。具有温中降逆，温肾助阳之功效。用于脾胃虚寒，呃逆呕吐，食少吐泻，心腹冷痛，肾虚阳痿等。

丁香花蕾含挥发油（即丁香油）14%～20%，油中主要成分为丁香酚（eugenol），占78%～95%，乙酰丁香酚（acetyl eugenol）约3%及少量的丁香烯、甲基正戊酮、甲基正庚酮、香草醛等。另含齐墩果酸、鞣质、脂肪油及蜡。丁香酚具有抑菌、麻醉、解热、抗氧化、抗肿瘤和促进透皮吸收等多种药理活性。其主要成分的结构和理化性质如下：

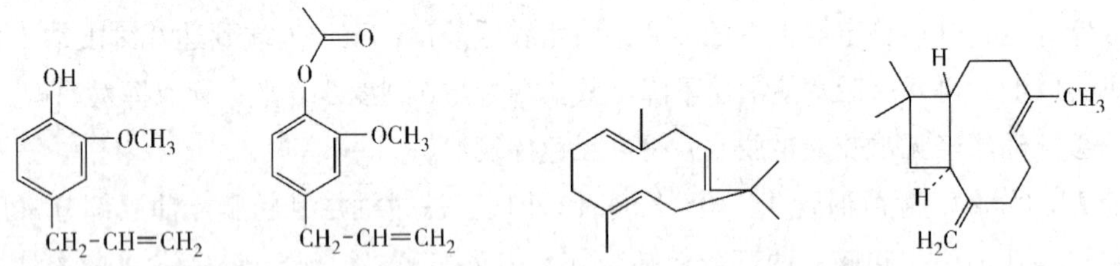

丁香酚　　乙酰丁香酚　　α-丁香烯　　β-丁香烯

1. 丁香酚　无色至淡黄色微稠厚液体，bp 250℃～255℃，d_4^{20} 1.064～1.068，η_D^{20} 1.540～1.542，溶于2倍体积60%乙醇与油类。有甘甜的花香和辛香，有香石竹气息，又似丁香油香气，气势较强，透发有力，尚持久，有温辛香味。主要用于抗菌、降血压；也可用于香水香精以及各种化妆品香精和皂用香精配方中，还可以用于食用香精的调配。

2. 乙酰丁香酚　熔融白色结晶固体，在较高温度下液化成淡黄色液体，mp 29℃，bp 282℃。不溶于水，溶于乙醇和乙醚。天然品含于丁香花芽油中，具有柔和的丁香香气。

一、目的要求

1. 掌握挥发油的一般化学检识及薄层色谱检识方法。

2. 熟悉挥发油中酸性成分的分离方法。

3. 学会应用挥发油含量测定器提取药材中挥发油及含量测定的操作方法。

二、基本原理

丁香挥发油主要成分是苯丙素类衍生物丁香酚，其含量高低是评价丁香油质量的重要依据。丁香酚结构中具有酚羟基，遇氢氧化钠水溶液转化为钠盐而溶解，酸化又可游离。利用此性质从丁香挥发油中分离丁香酚。此外，三氯化铁与酚羟基的显色反应，可用于薄层检识。

三、提取分离

1. 提取分离流程　丁香油的提取和丁香酚的分离流程见图 4-8-3。

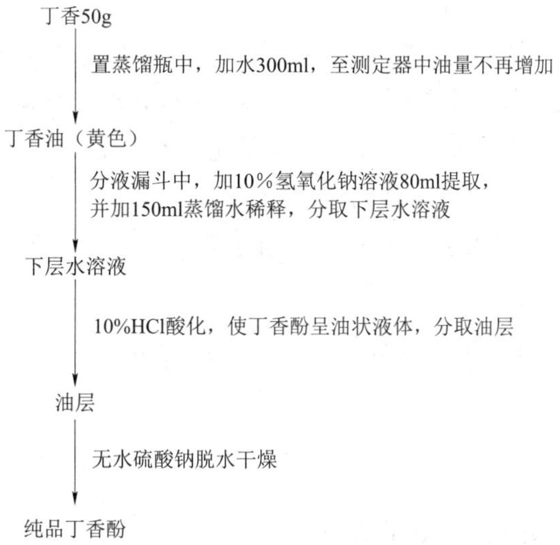

图 4-8-3　丁香油的提取和丁香酚的分离流程

2. 操作步骤

（1）丁香油的提取　取丁香 50g，捣碎，置于烧瓶中，加适量水浸泡湿润，按一般水蒸气蒸馏法进行蒸馏提取。也可将捣碎的丁香置于挥发油测定器的烧瓶中，加蒸馏水 300ml 与数粒玻璃珠，连接挥发油测定器；自测定器上端加水使充满刻度部分，并溢流入烧瓶时为止，精确加入 1ml 二甲苯，然后连接回流冷凝管。加热蒸馏 30 分钟后，停止加热，放置 15 分钟以上，读取测定器中二甲苯油层容积，减去开始蒸馏前加入二甲苯的量，即为挥发油的量，再计算出丁香中挥发油的含量。

（2）丁香酚的分离　将所得的丁香油置于分液漏斗中，加 10% 氢氧化钠溶液 80ml 提取，并加 150ml 蒸馏水稀释，分取下层水溶液，用 10% 盐酸酸化使丁香酚呈油状液体，分取油层，用无水硫酸钠脱水干燥，得纯品丁香酚。

四、鉴定

1. 挥发油一般鉴别

（1）取少许丁香酚置于试管中，加 1ml 乙醇溶解，加 2~3 滴三氯化铁试剂，显蓝色。

（2）将挥发油滴于滤纸片上，放置后无油斑残留。与菜油对照。

2. 薄层色谱鉴别

（1）样品　①自制丁香油乙醚溶液；②丁香酚对照品乙醚溶液。

（2）吸附剂　硅胶G色谱板，湿法铺板，105℃活化30分钟。

（3）展开剂　石油醚（沸程60℃～90℃）－乙酸乙酯（9：1）。

（4）显色剂　喷洒5%香草醛硫酸溶液，于105℃加热烘干。

在供试品色谱与对照品色谱相应的位置上，显示相同颜色的斑点。

以上各项均须观察颜色变化并记录试验结果。

3. 纯度检查

（1）熔点　250℃～255℃范围之内。

（2）薄层鉴别　3种展开剂同时显示为1个斑点。

4. 实验说明及注意事项

（1）采用挥发油含量测定器提取挥发油，可以初步了解该药材中挥发油的含量，但所用的药材量应使蒸出的挥发油量不少于0.5ml为宜。

（2）挥发油含量测定装置一般分为两种，一种适用于相对密度小于1.0的挥发油测定，另一种适用于测定相对密度大于1.0的挥发油。《中国药典》规定，测定相对密度大于1.0的挥发油，也在相对密度小于1.0的测定器中进行，其做法是在加热前，预先加入1ml二甲苯于测定器内，然后进行水蒸气蒸馏，使蒸出的相对密度大于1.0的挥发油溶于二甲苯中。由于二甲苯的相对密度为0.8969，一般能使挥发油与二甲苯的混合溶液浮于水面。由测定器刻度部分读取油层的量时，扣除加入二甲苯的体积即为挥发油的量。

（3）用挥发油测定器提取挥发油，以测定器刻度管中的油量不再增加作为判断是否提取完全的标准。

五、思考与作业

1. 从丁香中提取分离丁香酚的原理是什么？
2. 丁香挥发油提取过程注意事项有哪些？
3. 除可利用水蒸气蒸馏法提取挥发油外，还可采用什么方法提取挥发油？原理是什么？

实验4-8-4　八角茴香中挥发油类的提取、分离和鉴定

八角茴香为木兰科植物八角茴香 *Illicium verum* Hook. f. 的干燥成熟果实。味辛，性温，归肝、肾、脾、胃经。具有温阳散寒，理气止痛的功效。用于治疗寒疝腹痛，肾虚腰痛，胃寒呕吐和脘腹冷痛。

八角茴香油，又称大茴香油，为八角茴香的新鲜枝叶或成熟果实经水蒸气蒸馏提取的挥发油，无色或淡黄色的澄清液体；气味与八角茴香类似。冷时常发生浑浊或析出结晶，加热后有澄清，在90%乙醇中易溶。相对密度在25℃为0.975～0.998，，η_D^{20} 1.553～1.560。其主要成分为茴香脑（anethole），占总挥发油的85%以上。另外含有胡椒酚甲醚（piperonyl methyl ether）、黄樟醚（safrole）、茴香醛（anisaldehyde）和茴香酸（anisic acid）等，为总挥发油的3%～6%。我国茴香油产量约占世界产量的80%。

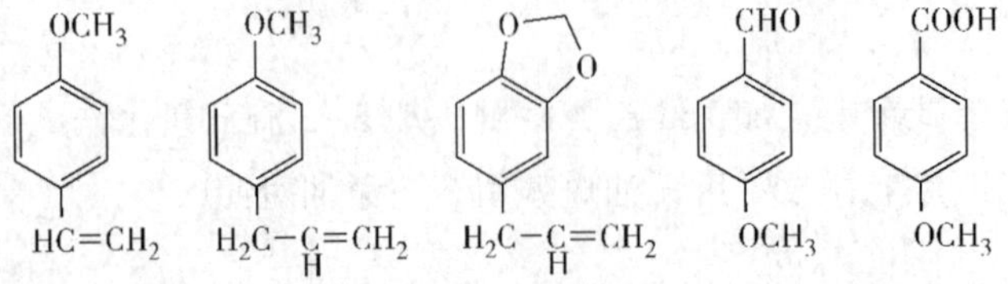

茴香脑　胡椒酚甲醚　黄樟醚　茴香醛　茴香酸

1. 茴香脑 $C_{10}H_{12}O$　为白色晶体或无色至淡色液体，mp 21.4℃，bp 235℃，η_D^{22}1.559 1，有茴香气味，可溶于苯、乙酸乙酯和丙酮，与乙醚和三氯甲烷，是制备茴香醛的原料。

2. 黄樟醚（黄樟素）$C_{10}H_{12}O$　为无色至淡黄色液体，mp 11℃，bp 232℃～234℃，η_D^{22}1.538 5，有黄樟根的香气。

3. 胡椒酚甲醚 $C_{10}H_{12}O_2$　为无色液体，bp 216℃。

4. 茴香醛 $C_8H_8O_2$　棱晶，mp 36.3℃，bp 236℃。

5. 茴香酸 $C_8H_8O_3$　为针状或棱柱状晶体，mp 36.3℃，bp 275℃～280℃。

一、目的要求

1. 掌握挥发油的水蒸气蒸馏提取法；挥发油中化学成分的薄层点滴定性检测的方法；八角茴香中挥发油的鉴定、含量测定方法。

2. 学习挥发油的一般识别方法和八角茴香油的分离方法。

二、基本原理

挥发油是由小分子脂肪酸族化合物、芳香族化合物、萜类化合物和其他类成分组成的。具有挥发性，能随水蒸气蒸馏出来，但不溶于或难溶于水，易溶于有机溶剂。挥发油中各成分的结构或官能团，对某些试剂呈现一定的颜色反应，且每种成分具有固定的沸点、比重、比旋度和折光率等。利用上述性质，可以对挥发油进行定性分析。八角茴香中挥发油中的主要成分易挥发且溶于乙醚，可采用简易水蒸气蒸馏法提取挥发油，经盐析，乙醚萃取，再除去乙醚即可得到八角茴香挥发油，并利用薄层色谱及测折光率等方法进行鉴定。

三、提取分离

1. 提取分离流程　八角茴香挥发油提取分离流程见图 4-8-4。

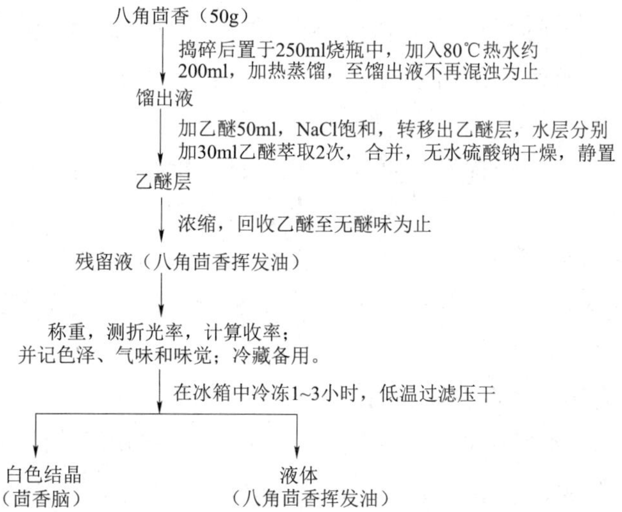

图 4-8-4　八角茴香挥发油的提取分离流程

2. 操作步骤

（1）水蒸气蒸馏提取挥发油　称取八角茴香果实 50g，捣碎后置于 250ml 烧瓶中，加入 80℃热水约 200ml，加热蒸馏，至馏出液不再浑浊为止，收集馏出液约 150ml（如馏出液浑浊，需继续加水适量继续蒸馏）。

（2）盐析萃取　将馏出液转入分液漏斗中，加入乙醚 50ml，再加适量的氯化钠使之饱和（30~40g/100ml），反复振摇后静置数分钟。将乙醚层分出，转入 100ml 锥形瓶中。水层再分别加用 30ml 乙醚萃取 2 次，合并乙醚层，用适量无水硫酸钠干燥，静置 1 小时后，过滤乙醚至蒸馏瓶中（一定要干燥）。

（3）挥发油收集　水浴 40℃加热回收乙醚（不可用明火），至残留液无醚味为止。其残留液即为八角茴香挥发油。将所得产品称重，测折光率，计算收率。并记录八角茴香挥发油的色泽、气味和味觉。冷藏备用。

（4）冷冻分离茴香脑　将八角茴香挥发油置于冰箱中冷冻 1~3 小时，即有白色结晶析出，低温过滤压干，所得白色结晶即为茴香脑，液体为八角茴香挥发油。

四、鉴定

1. 折光率测定　测定产品的折光率，并与文献值对照分析。

2. 挥发性测定　挥发性试验将少许挥发油滴于滤纸片上，放置 2~4 小时或微热后，观察油迹能否挥散而消失（与油脂相比）。

3. 理化性质鉴别

（1）三氯化铁试验（检查酚类）　取挥发油 1 滴，溶于 1ml 乙醇中，加 1% $FeCl_3$ 乙醇溶液 1~2 滴，观察颜色变化，如显蓝、蓝紫色或绿色，表示挥发油中含有酚类化合物。

（2）溴反应（检查薁类）　取挥发油 1 滴，溶于 1ml 三氯甲烷中，加 5% 溴的三氯甲烷溶液 1~2 滴，观察颜色变化。如红色褪色，表示挥发油中含有不饱和化合物，继续加溴的三氯甲烷溶液；如产生蓝色、紫色或绿色，表明挥发油中含有薁类化合物。

（3）苯肼试验（检查醛、酮类）　取 2,4-二硝基苯肼 1~2ml，加 1 滴挥发油，再加 1ml 无醛醇溶液，用力振荡。如析出黄-橙红色沉淀，表示挥发油中含有醛或酮类化合物；若无反应，放置 15 分钟后，再观察。

（4）亚硝酰铁氰化钠（检查内酯类）　取挥发油 1~2 滴于点滴板中，加入 1ml 吡啶，再加 4~5 滴 0.3% 亚硝酰铁氰化钠溶液及氢氧化钠溶液，振摇，如出现红色并逐渐褪去，表示挥发油中含有 α-或 β-不饱和内酯类化合物。

（5）香草醛-浓硫酸试验（检查挥发油）　将挥发油的乙醇液滴于滤纸片上，喷以新制的 0.5% 香草醛的浓硫酸溶液，若斑点呈现黄棕、红、蓝色，表明含挥发油。

4. 薄层点滴反应　用毛细管将挥发油的乙醇溶液点于硅胶板上，然后在各点分别加 1% 三氯化铁试剂、0.05% 溴甲酚绿试剂、2,4-二硝基苯肼试剂、0.5% 香草醛浓硫酸试剂和 2% 碱性高锰酸钾试剂，观察颜色变化，并解释现象。

5. 单向二次展开薄层色谱　将挥发油的丙酮溶液，点样于硅胶板上，用石油醚-乙酸乙酯（85 : 15）展开，挥干溶剂后再用石油醚（30℃~60℃）展开 1 次。可选用下列显色剂显色：0.5% 香草醛浓硫酸溶液、2% 高锰酸钾水溶液、1% 三氯化铁醇溶液、0.05% 溴甲酚绿乙醇溶液和 2,4-二硝基苯肼试剂显色，并对结果做出解释。

6. 红外光谱检识　测定分离得到的茴香脑的红外光谱，并与标准图谱进行对照分析。

五、挥发油含量测定

称取八角茴香果实 15g，捣碎后置于 500ml 烧瓶中，加入 80℃热水约 300ml，安装挥发油测定器

（测轻油用，相对密度<1），然后直火加热至沸腾，至测定器中油量不再增加时停止加热。待油水完全分离后，开启测定器下端活塞，放出适量水，至油层上线恰与“0”线齐，读取挥发油体积，按 $d=0.985$ 计算八角茴香挥发油百分含量。

注意事项：

（1）挥发油易挥发遗失。进行转移、层析检测操作时，应准确及时，不易久放。

（2）回收乙醚时注意尽可能不要使用明火，以免产生事故。

（3）溴甲酚绿试剂显色时，应避免在酸性条件下进行。

（4）采用挥发油测定器提取挥发油，可以了解其含量，但所用原料量应使蒸馏出的挥发油量不少于 0.5ml。

六、思考与作业

1. 实验中加氯化钠的作用？
2. 提取挥发油能否改为在水浴下用乙醚浸提？有什么缺点？
3. 如果挥发油中含有某种易分解的成分，能否用大火蒸煮？应如何投取？
4. 在实验中哪些不当操作可能引起挥发油提取率减少？应怎样克服？

第五章　设计性实验

设计性实验是课程教学范围内，由教师指导学生自行选题，通过查阅资料、综合分析、整理资料，并根据实验室条件设计实验方案，独立完成实验和处理实验数据，给出合理的结论。如果实验结果阴性，应分析其出现的可能原因。教师的指导主要是对学生的实验设计方案的安全性及可行性进行把关，帮助学生理清思路，完善实验方案。这种教学方法的主要目的是使学生进一步理解和验证中药化学的基本理论，对课堂上学到的理论知识能够举一反三；锻炼学生对文献资料的查阅能力、综合分析和整理能力，培养学生发现问题、分析问题和解决问题的能力；培养学生的基本实验操作技能；激发学生对中药化学的兴趣；发掘学生的潜能，鼓励学生在专业领域的探索和尝试；培养学生的创新意识和创新能力。

第一节　鞣质的提取、鉴定及除鞣方法（儿茶、虎杖）

鞣质（tannins），又称单宁，指由没食子酸（或其聚合物）的葡萄糖（及其他多元醇）酯、黄烷醇及其衍生物的聚合体以及两者共同组成的植物多元酚。鞣质能与蛋白质结合形成不溶于水的沉淀，故可用来鞣皮，即与兽皮中的蛋白质相结合，使皮成为致密、柔韧、难于透水且不易腐败的皮革，因此称为鞣质。鞣质为黄色或棕黄色无定形松散粉末；在空气中颜色逐渐变深；有强吸湿性；不溶于乙醚、苯和三氯甲烷，易溶于水、乙醇和丙酮；水溶液味涩。

儿茶又名孩儿茶、乌爹泥，为豆科植物儿茶 *Acacia catechu*（L. f.）Willd. 的去皮枝、干的干燥煎膏。味苦、涩，微寒，归肺、心经。具有活血止痛，止血生肌，收湿敛疮，清肺化痰等功效。主治跌扑伤痛，外伤出血，吐血衄血，疮疡不敛，湿疹、湿疮，肺热咳嗽。儿茶的入药部位可分为心材和钩藤的枝两部分。化学成分研究表明，儿茶的主要成分为儿茶素（catechin）、表儿茶素（epicatechin）和鞣质等。

虎杖又名斑根紫金龙、活血龙、阴阳莲等，为蓼科植物虎杖 *Polygonum cuspidatum* Sieb. et Zucc. 的干燥根茎和根。味微苦，微寒，归肝、胆和肺经。具有利湿退黄，清热解毒，散瘀止痛，止咳化痰的功效。用于湿热黄疸，淋浊，带下，风湿痹痛，痈肿疮毒，水下烫伤，经闭，跌打损伤，肺热咳嗽，是我国的传统中药。药用部分为根茎，其主要化学成分为鞣质、游离蒽醌、二苯乙烯类、黄酮类和糖苷类等。其中鞣质尤为丰富，它是一种结构复杂的多元酚类物质，药理作用不仅具有常见的收敛、止血、抗菌消炎、抗多种病原虫感染性疾病及防治微循环功能障碍等作用，还具有抗肿瘤、抗脂质过氧化、抗突变、抗衰老、降压降脂和改善肝肾功能等作用。

一、目的要求

1. 掌握从儿茶和虎杖中提取鞣质类成分的原理和方法；鞣质类成分提取分离的基本操作方法；鞣

质类成分的鉴别方法；鞣质类成分的去除方法。

2. 熟悉鞣质的理化性质。

二、基本原理

利用儿茶和虎杖中鞣质的溶解性不同进行提取，根据鞣质的性质进行分离和鉴定。

三、提取方法（供参考）

1. 浸渍法 浸渍法是将中药粗粉装在适当的容器中，加入水或稀醇浸渍药材一定时间，反复数次，合并浸渍液，减压浓缩即可。

2. 热回流提取法 热回流提取法是以有机溶剂作为提取溶剂，在回流装置中加热进行。一般采用反复回流法，即第一次回流一定时间后，滤出提取液，再加入溶剂，重新回流，如此反复数次，合并提取液，减压回收溶剂。

3. 超声提取法 超声提取法是利用超声波增大物质分子运动频率和速度，增加溶剂穿透力，提高药物溶出速度和溶出次数，缩短提取时间的浸提方法。它的原理是利用了超声波产生的强烈振动、高加速度和空化现象等效应，加速目标物进入萃取溶剂，缩短萃取时间并节省有机溶剂。超声提取法不影响鞣质的生物活性。

4. 匀浆提取法 匀浆提取法是指组织通过加入萃取溶剂进行组织匀浆或磨浆，以提取组织中有效成分的一种提取方法。该方法具有提取完全、效率高和能耗低等特点。

5. 超临界流体萃取法 超临界流体萃取法是一种集提取分离于一体，又基本上不用有机试剂的新技术。超临界流体是处于临界温度和临界压力以上，介于液体与气体之间的流体，这种流体同时具有液体和气体的双重特性，因此超临界流体对许多物质有很强的溶解能力。

6. 超高压提取法 超高压提取也称超高冷等静压提取，是指在常温下用100~1000MPa的流体静压力作用于提取溶剂和中药的混合液上，并在预定压力下保持一段时间，使植物细胞内外压力达到平衡后迅速卸压。由于细胞内外渗透压力忽然增大，细胞膜的结构发生变化，使得细胞内的有效成分能够穿过细胞的各种膜而转移到细胞外的提取液中，达到提取中药有效成分的目的。

7. 微波提取法 微波提取是利用微波能加热与固态样品接触的溶剂，使所需要的化合物从样品中分配到溶剂里的提取过程。

8. 酶转化提取法 酶具有高度专一性，酶转化提取法就是利用这个特点。

9. 半仿生提取法 半仿生提取法（简称SBE法）是将药料先用一定pH的酸水提取，继以一定pH的碱水提取，提取液分别滤过、浓缩，制成制剂。

四、分离方法（供参考）

1. 溶剂法 一般用乙醚和三氯甲烷来除杂质，乙酸乙酯和正丁醇来提取鞣质粗品，鞣质的乙酸乙酯或正丁醇溶液，可用加乙醚的方法使之沉淀。

2. 明胶沉淀法 用明胶将鞣质沉淀可以与水溶性杂质分离，然后再用丙酮将鞣质提出。

3. 柱色谱法

（1）凝胶柱色谱 用于可水解鞣质分离的凝胶多为葡聚糖凝胶（如Sephadex LH-20），主要用于不同聚合度鞣质的分离，主要受吸附作用的影响。缺点是不稳定，对某些鞣质有很强的吸附力等。ToyopearlhW-40（聚乙烯凝胶），寿命较长，这些凝胶色谱与液相色谱或液滴逆流色谱（DCCC）配合会使鞣质得到很好的分离。

（2）大孔吸附树脂色谱　DiaionhP-20 和 MCI-gel CHP-20（均为日本产品）经常被用于一些鞣质异构体的分离，它们均用不同比例的甲醇-水和乙醇-丙酮作为洗脱剂。

4. 膜分离　膜技术是以选择性透过膜为分离介质，原料中的不同组分有选择地透过膜，从而达到提取分离的目的。

5. 液滴逆流色谱（DCCC）和离心分离色谱（CPC）　这两种方法已经成为可水解鞣质分离中的一种常规必须手段。常用不同比例的 n-BuOH : n-PrOH : H_2O 做流动相，优点是不需要固体支持剂，避免因不可逆吸附造成的损失；缺点是洗脱时间长。

6. HPLC 法　分离效果良好，快速准确，还可用于判断可水解鞣质的分子大小、各组分纯度以及 α、β 异构体及鞣质水解发生的位置。

五、鉴定方法（供参考）

试剂	可水解鞣质	缩合鞣质
稀酸（共沸）	无沉淀	暗红色鞣红沉淀
溴水	无沉淀	黄色或橙红色沉淀
三氯化铁	蓝色或蓝黑色（或沉淀）	绿或绿黑色（或沉淀）
石灰水	青灰色沉淀	棕或棕红色沉淀
醋酸铅	沉淀	沉淀（可溶于稀醋酸）
甲醛或盐酸	无沉淀	沉淀

六、成分检测和纯度测定（供参考）

1. 常规的化学检测手段　即用茚三酮检测氨基酸，用双缩脲试剂检测蛋白质，用 $FeCl_3$ 检测酚类，用 α-萘酚加少量浓硫酸检测糖类，用醋酐加浓硫酸检测萜类和皂苷，用镁粉加浓盐酸或三氯化铝反应检测黄酮类物质等。

2. 薄层色谱　将样品液点在硅胶 G 色谱板（5cm×15cm）上，用乙酸乙酯-甲醇-醋酸-水（12 : 3 : 3 : 2）进行展开。展开剂前沿距薄板上端约 1cm 时取出晾干，在紫外灯下观察展开结果。

3. 醋酸纤维素薄膜电泳　将醋酸纤维素薄膜（2cm×8cm）放在 pH 为 12 的硼酸缓冲液中浸泡 20 分钟左右，取出用滤纸吸干薄膜表面的水分。另取 1cm×0. 1cm 的薄膜条浸于待测样品中，后点样于距薄膜边缘 1. 5cm 处。电泳，薄膜用 5% KOH 的乙醇溶液显色，观察电泳染色条带结果。

4. Sephadex G-75 凝胶色谱　凝胶柱色谱可将多糖按分子大小和形状不同分离开来。常用的洗脱剂是各种浓度的盐溶液及缓冲液，出柱的顺序是大分子的先出柱，小分子的后出柱。

七、除鞣方法（供参考）

1. 常用方法　碱性醇沉法、透析法、酸沉法、石灰硫酸沉淀法、铅盐沉淀法、聚酰胺吸附法、明胶沉淀法和氧化镁吸附法。

2. 其他方法

（1）胶原纤维吸附法　胶原纤维能与鞣质发生多点氢键-疏水键结合，对鞣质具有选择性吸附能力。取胶原纤维吸附剂，用蒸馏水浸泡 24 小时，然后以湿装柱的方式装入玻璃柱中。将提取液以恒定流速由上至下流过吸附柱，收集流出液，并用明胶-浊度法对流出液进行检测。

（2）$CuCl_2$沉淀法 利用鞣质分子中多个酚羟基作为配位体与 Cu^{2+} 发生配合反应生成沉淀的特性，在保证药物有效成分不被破坏的同时，试验方法为：将原料药粉碎加水回流提取，过滤，收集滤液，将残渣再加水继续回流过滤。弃去残渣，收集合并两次滤液定容至容量瓶中。加入适量 $CuCl_2$溶液至沉淀完全，静置，过滤，向滤液中通入适量 H_2S 气体除去过量的 Cu^{2+}，再加入适量的铁粉除去 S^{2-}，过滤后将滤液浓缩，真空干燥。

八、思考与作业

1. 鞣质的结构类型有哪些？
2. 为什么不用聚酰胺色谱分离鞣质？
3. 简述鞣质类成分提取分离的一般程序。

第二节 多糖的提取、鉴定及除多糖方法（大枣和黄芪）

多糖（polysaccharide）是由单糖通过糖苷键结合形成的糖链，至少要超过 10 个的单糖组成的聚合糖高分子碳水化合物，可用通式（$C_6H_{10}O_5$）$_n$表示。由相同的单糖组成的多糖称为同多糖，如淀粉、纤维素和糖原；以不同的单糖组成的多糖称为杂多糖，如阿拉伯胶是由戊糖和半乳糖等组成。多糖亦可分为植物多糖（纤维素、淀粉、黏液质、果聚糖、树胶、人参多糖和黄芪多糖等）、菌类多糖（猪苓多糖、茯苓多糖和灵芝多糖）和动物多糖（肝素、透明质酸、硫酸软骨素和甲壳素）。多糖不是一种纯粹的化学物质，而是聚合程度不同的物质的混合物。多糖类一般不溶于水，无甜味，不能形成结晶，无还原性和变旋现象。多糖也是糖苷，可以水解，在水解过程中，往往产生一系列的中间产物，最终完全水解得到单糖。

大枣为鼠李科植物枣 *Ziziphus jujuba* Mill. 的干燥成熟果实。性温，味甘。具有补中益气，养血安神的功效。用于脾虚食少，乏力便溏，妇人脏躁。其含皂苷类、多糖类、有机酸类、生物碱类、黄酮类、维生素类、甾醇类、维生素类等成分。此外，大枣中尚含树脂、黏液质、香豆素类衍生物、鞣质、挥发油、13 种氨基酸及钙、磷、铁和硒等 36 种微量元素。

黄芪为豆科植物膜荚黄芪 *Astragalus membranaceus*（Fisch.）Bge. 或蒙古黄芪 *A. membranaceus*（Fisch.）Bge. var. *mongholicus*（Bge.）Hsiao 的干燥根。性微温，味甘。具有补气升阳，固表止汗，利水消肿，生津养血，行滞通痹，托毒排脓，敛疮生肌之功效。用于气虚乏力，食少便溏，中气下陷，久泻脱肛，便血崩漏，表虚自汗，气虚水肿，内热消渴，久溃不敛。其主要含黄酮类、皂苷类、多糖类、氨基酸及微量元素等化学成分。其中黄芪多糖类（astragalus polysaccharides，APS）成分主要有葡聚糖和杂多糖。葡聚糖又分为水溶性葡聚糖和水不溶性葡聚糖；杂多糖多为水溶性酸性杂多糖，主要由葡萄糖、鼠李糖、阿拉伯糖和半乳糖组成，少量含有糖醛酸由半乳糖醛酸和葡萄糖醛酸组成，而有些杂多糖仅由葡萄糖和阿拉伯糖组成。

一、目的要求

1. 掌握多糖类成分的提取、纯化方法；多糖可水解得到单糖的性质和水解方法。

2. 熟悉多糖的性质和鉴别方法。

二、基本原理

利用多糖溶解性的差异进行提取和分离，根据多糖可发生水解得到单糖的性质提取制备单糖，并鉴定。

三、提取分离方法（供参考）

1. 水提醇沉法 以不同次数、不同量的水煮沸回流提取，过滤，合并滤液，减压浓缩，加入一定体积分数的乙醇或甲醇，静置，离心，去除上清液，真空干燥，得粗多糖。

2. 碱水提取法 利用碱溶液对植物细胞起到破壁作用，促进内容物溶出。

3. 超声细胞粉碎提取法 利用超声作用将组织细胞破碎，释放内容物，提高提取率。

4. 醇碱提取法 利用碱溶液对植物细胞起到破壁作用和醇溶液较强的渗透作用，在碱与醇的共同作用下，增加多糖渗透率，降低多糖残留量，提高提取率。

5. 微波辅助提取法 利用微波辐射后细胞内部温度迅速升高，其内压增加，细胞壁不断破裂，促进多糖等物质的溶出，同时产生的电磁场加速多糖等物质的热运动速率，缩短其向溶剂面的扩散时间。

6. 纤维素酶法 纤维素酶的功能是通过将细胞壁主要结构成分纤维素分解为还原糖，细胞壁破裂，有利于多糖的溶出，提高多糖的得率。

四、纯化分离方法（供参考）

1. 分步沉淀法 根据各种多糖在不同浓度的低级醇或丙酮中具有不同溶解度的性质，逐次按比例由小到大加入甲醇、乙醇或丙酮，收集不同浓度下析出的沉淀，经反复溶解与沉淀后，直到测得的物理常数恒定（最常用的是比旋光度测定或电泳检查）。这种方法适合于分离各种溶解度相差较大的多糖。

2. 盐析法 在天然产物的水提液中，加入无机盐，使其达到一定浓度或饱和，促使有效成分在水中溶解度降低沉淀析出，与其他水溶性较大的杂质分离。常做盐析的无机盐有氯化钠、硫酸钠、硫酸镁和硫酸铵等。

3. 季铵盐沉淀法 季铵盐及其氢氧化物是一类乳化剂，可与酸性糖形成不溶性沉淀，常用于酸性多糖的分离。通常季铵盐及其氢氧化物并不与中性多糖产生沉淀，但当溶液的 pH 增高或加入硼砂缓冲液使糖的酸度增高时，也会与中性多糖形成沉淀。常用的季铵盐有十六烷基三甲胺的溴化物（CTAB）及其氢氧化物（CTA-OH）和十六烷基吡啶（CP-OH）。

4. 纤维素柱色谱 纤维素柱色谱对多糖的分离既有吸附色谱的性质，又具有分配色谱的性质。所用的洗脱剂是水和不同浓度乙醇的水溶液，流出柱的先后顺序通常是水溶性大的先出柱，水溶性差的最后出柱，与分级沉淀法正好相反。

5. 纤维素阴离子交换柱色谱 最常见的交换剂为 DEAE-纤维素（硼酸型或碱型），洗脱剂可用不同浓度的碱溶液、硼砂溶液和盐溶液等。此方法目前最为常用。它一方面可纯化多糖，另一方面还适于分离各种酸性多糖、中性多糖和黏多糖。

6. 凝胶柱色谱 凝胶柱色谱可将多糖按分子大小和形状不同分离开来。常用的凝胶有葡聚糖凝胶（sephadex）、琼脂糖凝胶（sepharose bio-gel A）和聚丙烯酰胺凝胶（polyacrylamide bio-gel P）等；常用的洗脱剂是各种浓度的盐溶液及缓冲液，但它们的离子强度最好不低于 0.02。出柱的顺序是大分子的先出柱，小分子的后出柱。由于糖分子与凝胶间的相互作用，洗脱液的体积与蛋白质的分离有很大的差别。在多糖分离时，通常是用孔隙小的凝胶如 sephadex G-25、G-50 等先脱去多糖中的无机盐及小分子化合物，然后再用孔隙大的凝胶 sephadex G-200 等进行分离。

7. 超滤法　选择合适截留分子量的膜，利用超滤膜对多糖和杂质的截留性不同进行分离。

五、蛋白去除方法（供参考）

1. Sevag 法　根据蛋白质在三氯甲烷等有机溶剂中变性而不溶于水的特点，将多糖水溶液、三氯甲烷和戊醇（或正丁醇）调为一定比例，混合物剧烈振摇，蛋白质与三氯甲烷-戊醇（或正丁醇）生产凝胶物而分离。

2. 盐析法　蛋白质在水溶液中的溶解度是由蛋白质周围亲水基团与水形成水化膜的程度，以及蛋白质分子带有电荷的情况决定的。当用中性盐加入蛋白质溶液，中性盐对水分子的亲和力大于蛋白质，于是蛋白质分了周围的水化膜层减弱乃至消失。同时，中性盐加入蛋白质溶液后，由于离子强度发生改变，蛋白质表面电荷大量被中和，更加导致蛋白溶解度降低，使蛋白质分子之间聚集而沉淀。

3. 金属络合法　甲乙两种斐林试剂混合在一起，里面的铜离子在碱性条件下产生络合状态的铜离子，这样的铜离子可以和蛋白质结合产生沉淀。

4. 酶法　在粗多糖溶液中加入一定量的木瓜蛋白酶，在 60℃水浴一定时间，然后在 100℃下水浴 3 分钟灭酶，最后加入 TCA 去除游离蛋白。

5. 盐酸法　利用盐酸能使蛋白变性沉淀，除去蛋白。样品浓缩液，加 2mol/L 盐酸调 pH 至 3，放置，离心，弃去蛋白。

6. 三氯乙酸（TCA）法　向粗多糖水溶液加入 5%～30% 三氯乙酸，直至溶液不再继续混浊为止，在 5℃～10℃放置过夜，离心去除蛋白。

7. 三氟三氯乙烷法　利用三氟三氯乙烷使蛋白变性沉淀，除去蛋白。多糖溶液与三氟三氯乙烷等体积混合，低温下搅拌 10 分钟，离心水层，水层继续用上述方法处理几次。

8. 阳离子交换树脂法　利用蛋白质带有电荷，能被交换到离子交换树脂上，达到去除蛋白、纯化多糖效果。

六、鉴定方法（供参考）

1. 纯度鉴定　常用的纯度鉴定方法有超离心、比旋光度测定、高压电泳、凝胶色谱和高效液相色谱等。

2. 含量测定

（1）苯酚-浓硫酸法　苯酚-浓硫酸法是目前多糖的含量测定的主要方法之一。该法是糖在浓硫酸作用下，脱水生成呋喃环结构的糠醛及其衍生物，能与苯酚缩合成一种橙红色化合物，在 10～100mg 范围内其颜色深浅与糖的含量成正比，且在波长 485nm 下有特征吸收峰，故可用比色法在此波长下测定。苯酚-硫酸法主要用于甲基化的糖、戊糖和多聚糖的测定。

（2）蒽酮-浓硫酸法　蒽酮-浓硫酸法测定多糖具有很高灵敏度，适用于糖的微量测定，且试剂简单，操作简便，因而得到普遍应用。蒽酮-浓硫酸法是糖类（包括单糖、双糖和寡糖）在浓硫酸作用下，脱水生成呋喃环结构的糠醛或羟甲基糠醛，然后蒽酮与糠醛或羟甲基糠醛经脱水缩合，生成蓝绿色的糠醛衍生物，颜色深浅与糖浓度成正相关，且在波长 625nm 下有特征吸收峰，故可用比色法在此波长下测定。

（3）DDS 法（3,5-二硝基水杨酸法） DDS 法（3,5-二硝基水杨酸法）测定多糖是 3,5-二硝基水杨酸与多糖还原产物还原糖共热后，被还原成棕红色的氨基化合物，在一定范围内，还原糖的量和反应液颜色深浅成比例关系，且在波长 540nm 下有特征吸收峰。以葡萄糖为对照品，含糖量控制在 100~400μg/ml 的范围内，用分光光度法可测知样品的含糖量。该方法为半微量定糖法，操作简便，快速，较少受其他杂质干扰。

（4）碘量法（水解后用碘量法） 多糖含量的测定多采用间接碘量法。样品经处理后，糖类（包括单糖、双糖和寡糖）在浓硫酸作用下，脱水生成呋喃环结构的糠醛或羟甲基糠醛；取一定量样液于碘量瓶中，加入过量的碘液和过量的氢氧化钠溶液，样液中的醛糖在碱性条件下被碘氧化为醛糖酸钠，由于反应液中碘和氢氧化钠都是过量的，两者作用生成次碘酸钠残留在反应液中，当加入盐酸使反应液呈酸性时，析出碘；用硫代硫酸钠标准溶液滴定析出的碘，至近终点时，加淀粉指示液 2ml，继续滴定至蓝色消失，并同时作空白试验校正，则可计算出氧化醛糖消耗的碘量，从而计算出样液中多糖的含量。

3. 组成分析 将多糖链水解为单糖，是分析多糖链组成成分的主要手段。水解法包括完全酸水解、部分酸水解、乙酰解和甲醇解等。一般呋喃糖苷键较吡喃型易水解，α 型较 β 型易水解，含有糖醛酸或氨基糖的多糖不易水解。水解试剂的不同会影响水解条件。水解之后生成的单糖混合物经中和、过滤，可采用纸色谱（PC）、薄层色谱（TLC）、气相色谱法（GC）、液相色谱法（HPLC）和离子色谱法进行分析。高碘酸氧化和 Smith 降解是分析多糖结构的经典方法。

七、去除多糖方法（供参考）

1. 醇沉法 多糖水提液经适当浓缩后，加入数倍量的乙醇，振摇，放置，多糖沉淀。

2. 盐析法 在天然产物的水提液中，加入无机盐，使其达到一定浓度或饱和，促使有效成分在水中溶解度降低沉淀析出，与其他水溶性较大的杂质分离。常做盐析的无机盐的有氯化钠、硫酸钠、硫酸镁、硫酸铵等。

3. 季铵盐沉淀法 季铵盐及其氢氧化物是一类乳化剂，可与酸性糖形成不溶性沉淀，常用于酸性多糖的分离。通常季铵盐及其氢氧化物并不与中性多糖产生沉淀，但当溶液的 pH 增高或加入硼砂缓冲液使糖的酸度增高时，也会与中性多糖形成沉淀。常用的季铵盐有十六烷基三甲胺的溴化物（CTAB）及其氢氧化物（CTA-OH）和十六烷基吡啶（CP-OH）。

4. 凝胶色谱法 凝胶柱色谱可将多糖按分子大小和形状不同分离开来。常用的凝胶有葡聚糖凝胶（sephadex）、琼脂糖凝胶（sepharose bio-gel A）、聚丙烯酰胺凝胶（polyacrylamide bio-gel P）等；常用的洗脱剂是各种浓度的盐溶液及缓冲液。

5. 超滤法 选择合适截留分子量的膜，利用超滤膜对多糖和杂质的截留性不同进行去除。

八、思考与作业

1. 多糖的提取分离方法有哪些？
2. 多糖的鉴别方法有哪些？
3. 简述多糖类成分研究的一般程序。

第六章　综合性实验

中药化学属实践性很强的学科，不同的试验设计和方法的运用是该学科学习和科学探索的必要手段。中药化学实验教学不仅在培养学生的动手能力、运用理论知识解决问题能力、激发学生的学习兴趣、促进创造性思维发展、树立科学思维方式等方面有独特作用，而且对培养学生严谨、求实的科学态度及训练科学方法等方面也具有重要意义。加强中药化学综合实验既是提高中药化学教学质量的重要环节，更是培养高素质创新型人才的有效途径。然而纵观我国医药类院校中中药化学教学不难发现，实验教学仍然是比较薄弱的环节，而且大多数中药化学实验教学内容比较陈旧，涉及当今中药化学科学的最新成就和发展趋势的相关实验内容很少见。长此以往，以验证性实验内容为载体培养出来的学生势必缺少创新意识，缺少中药化学学科发展的敏锐性，难以跟上时代的步伐。因此，随着教学实验经费的投入、先进实验设备的使用，实验教学新思路也需要不断摸索，更新陈旧的教学实验，创建中药化学综合实验新课题，进一步深化中药化学综合实验教学内容改革。

坚持以“中药”为本，建立一体化多层次的实验教学内容体系，通过中药来源及品种的鉴定、中药的提取分离及结构鉴定、化学成分的活性检测等实验，采用现代检测分析手段与方法，对中药的质量进行科学的评价。例如“黄连中生物碱的提取分离和鉴定”属于中药化学成分的分离纯化，是一项综合性很强的工作，需要有较扎实的实验技术基础，通过对化学成分的提取分离、纯化及鉴定，提高学生对各种实验技术的综合运用能力，让学生在牢固掌握中药化学知识的基础上，对中药化学有一个全面系统的认识；同时可以拓展一些提取分离的新技术新方法在中药化学中的应用，比如超临界二氧化碳提取分离技术、高速逆流色谱技术。

总之，按照社会发展对中药学人才知识、能力和素质的要求，结合中药化学实验教学的实际，对中药化学综合实验内容进行教学改革探索，在实验教学中最大限度地调动学生的主观能动性，培养学生科学观察能力、分析思维能力、独立思考解决问题能力和开拓创新能力。

第一节　黄连的品种鉴别及化学成分的提取、分离和鉴定

黄连为毛茛科植物黄连 *Coptis chinensis* Franch.、三角叶黄连 *C. deltoidea* C. Y. Cheng et Hsiao 或云连 *C. teeta* Wall. 的干燥根茎。以上 3 种分别习称“味连”“雅连”和“云连”，是我国名产中药材之一。性寒，味苦。具有清热燥湿，泻火解毒的功效。临床上用于治疗湿热痞满，呕吐吞酸，泻痢，黄疸，高热神昏，心火亢盛，心烦不寐，血热吐衄，目赤，牙痛，消渴，痈肿疔疮；外用治疗湿疹，湿疮，耳道流脓等。

黄连根茎中的有效成分主要为生物碱，其中小檗碱（berberine）的含量最高，含有 5%～8%，其他生物碱主要有黄连碱（coptisine）、表小檗碱（epiberberine）、小檗红碱（berberrubine）、掌叶防己碱（巴马汀，palmatine）、非洲防己碱（columbamine）、药根碱（jatrorrhizine）、甲基黄连碱（worenine）

和木兰花碱（magnoflorine）等。

黄连中主要生物碱的结构式和理化性质如下：

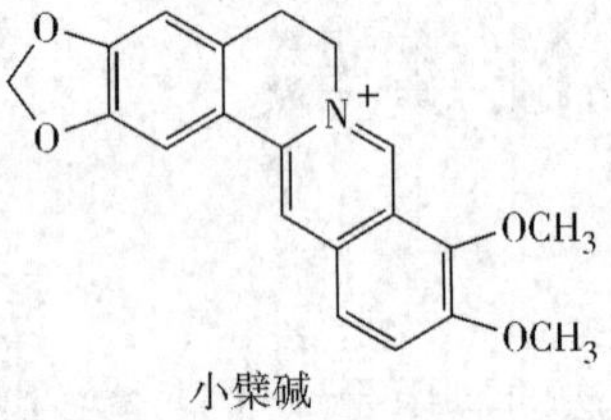

小檗碱

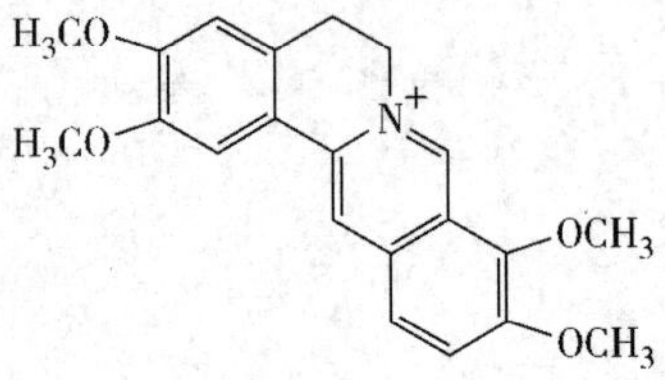

巴马汀

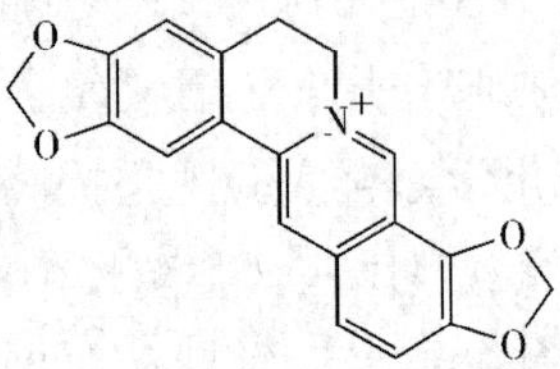

黄连碱

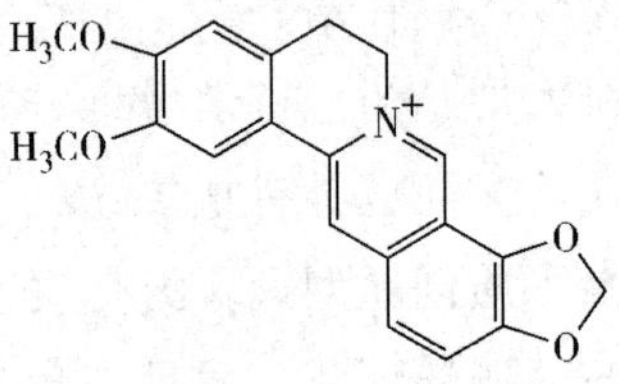

表小檗碱

1. 小檗碱 又名黄连素，为黄色针状结晶，熔点（mp）145℃，具5分子结晶水，在100℃干燥逐渐失去结晶水转为棕黄色。其水溶液有3种互变形式，其中季铵式最稳定，故小檗碱常以季铵碱形式存在，碱性强（pK_a11.53）。游离的小檗碱能缓缓溶于冷水中（1∶20），微溶于冷乙醇（1∶100），易溶于热水和热乙醇，微溶于苯、三氯甲烷和丙酮，几乎不溶于石油醚和乙醚。与酸结合成盐时失去一分子水，其硝酸盐和氯碘酸盐极难溶于水，盐酸盐微溶于冷水（1∶500），较易溶于沸水，几不溶于乙醇；硫酸盐（1∶30）、磷酸盐（1∶15）和枸橼酸盐（1∶125）在水中溶解度较大。盐酸小檗碱为黄色结晶，含2分子结晶水，220℃左右分解为棕红色小檗碱，285℃左右完全熔融。游离小檗碱和1分子丙酮或1分子三氯甲烷或1.5分子苯结合成黄色络合物晶体。

2. 掌叶防己碱 又名巴马汀，为黄色结晶，溶于水和乙醇，几乎不溶于三氯甲烷和乙醚等。盐酸巴马汀为黄色针状结晶，并有强烈的黄色荧光。易溶于热水或热乙醇，在冷水中的溶解度也比盐酸小檗碱大。

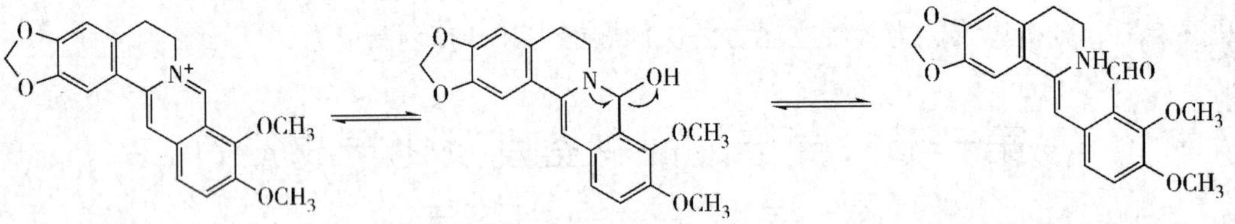

季铵式（红棕色）　　醇式（黄色）　　醛式（黄色）

小檗碱常以盐酸盐的形式存在于黄连中，它对痢疾杆菌、葡萄球菌和链球菌等均有显著的抑制作用，临床广泛用于治疗细菌性痢疾和胃肠炎等。巴马汀也作药用，其抗菌作用和小檗碱相似。

实验6-1-1 黄连药材的鉴定

一、目的要求

掌握黄连药材的性状、显微、理化鉴别和薄层鉴别方法。

二、鉴定

1. 性状鉴别

（1）味连　多集聚成簇，常弯曲，形如鸡爪，单枝根茎长3~6cm，直径0.3~0.8cm。表面灰黄色或黄褐色，粗糙，有不规则结节状隆起、须根及须根残基，有的节间表面平滑如茎秆，习称“过桥”。上部多残留褐色鳞叶，顶端常留有残余的茎或叶柄。质硬，断面不整齐，皮部橙红色或暗棕色，木部鲜黄色或橙黄色，呈放射状排列，髓部有的中空。气微，味极苦。

（2）雅连　多为单枝，略呈圆柱形，微弯曲，长4~8cm，直径0.5~1cm。“过桥”较长。顶端有少许残茎。

（3）云连　弯曲呈钩状，多为单枝，较细小。

2. 显微鉴别

（1）横切面　①味连：木栓层为数列细胞，其外有表皮，常脱落。皮层较宽，石细胞单个或成群散在。中柱鞘纤维成束或伴有少数石细胞，均显黄色。维管束外韧型，环列。束间形成层不明显。木质部黄色，均木化，木纤维较发达。髓部均为薄壁细胞，无石细胞。②雅连：髓部有石细胞。③云连：皮层、中柱鞘及髓部均无石细胞。

（2）味连粉末　石细胞鲜黄色，类方形或类圆形，直径25~85μm，长至105μm，壁孔明显。中柱鞘纤维纺锤形或成梭形，长135~185μm，直径27~37μm，壁较厚，有孔沟。木纤维较细长，直径10~13μm，壁较薄，有点状纹孔。鳞叶表皮细胞淡黄绿色，长方形，壁微波状弯曲。导管直径较小，具孔纹或网纹。木薄壁细胞类长方形，壁稍厚，有壁孔。

3. 理化鉴别

（1）取黄连断面于紫外光灯下观察，其木部显金黄色荧光。

（2）取黄连粉末或切片置载玻片上，加乙醇1~2滴及30%硝酸1滴，加盖玻片，放置片刻，镜检，有黄色针状或针簇状结晶析出（硝酸小檗碱）。

（3）取本品粗粉约1g，加乙醇10ml，加热至沸腾，放冷，滤过。取滤液5滴，加稀盐酸1ml与含氯石灰少量，即显樱红色；另取滤液5滴，加5%没食子酸乙醇溶液2~3滴，蒸干，趁热加硫酸数滴，即显深绿色（检查小檗碱）。

4. 薄层鉴别　取本品粉末0.25g，加甲醇25ml，超声处理30分钟，滤过，取滤液作为供试品溶液。另取黄连对照药材0.25g，同法制成对照药材溶液。再取盐酸小檗碱对照品，加甲醇制成每1ml含0.5mg的溶液，作为对照品溶液。照薄层色谱法（通则0502）试验，吸取上述三种溶液各1μl，分别点于同一高效硅胶G薄层板上，以环己烷-乙酸乙酯-异丙醇-甲醇-水-三乙胺（3：3.5：1：1.5：0.5：1）为展开剂，置用浓氨试液预饱和20分钟的展开缸内，展开，取出，晾干，置紫外光灯（365 nm）下检视。供试品色谱中，在与对照药材色谱相应的位置上，显4个以上相同颜色的荧光斑点；对照品色谱相应的位置上，显相同颜色的荧光斑点。

5. 薄层指纹图谱鉴别

（1）供试品溶液的制备　精密称取黄连药材粉末0.2g，加1%醋酸甲醇10ml，超声提取30分钟，滤过，滤液蒸干，残渣用甲醇定容至5ml，为供试品溶液。

（2）对照品溶液的制备　分别精密称取盐酸小檗碱、盐酸药根碱、盐酸巴马汀对照品各约1mg，加甲醇溶解并定容至10ml，为对照品溶液。

（3）薄层色谱条件与结果　吸取上述溶液，条带状点样，展开剂为甲苯-乙酸乙酯-异丙醇-甲醇-

浓氨水(8∶3∶1.5∶2∶0.5)，一侧槽中加入 10ml 新鲜浓氨水溶液，预饱和 15 分钟，上行展开 8cm，取出，挥干溶剂。置紫外光灯（365nm）下检视。

（4）指纹图谱共有模式的建立和相似度分析　通过比较多批次黄连样品的薄层色谱图，确定 365nm 下可清晰辨认的 5 个荧光斑点作为黄连的特征指纹，R_f值由大到小分别是药根碱、巴马汀、小檗碱、表小檗碱和黄连碱。其中虽然后两个成分没有对照品，但通过与《中国药典》“中药薄层彩色图谱集黄连薄层图谱”比对可以确定。通过对不同品种黄连的色谱指纹图谱比较分析可知，3 种黄连主要区别在于表小檗碱有无与多少。味连最高，雅连次之（低于黄连碱），云连最低，仅能检出。收集到的 22 批商品药材色谱概貌比较一致。与味连对照药材色谱概貌一致，相似度较高，故可知所收集到的商品药材均为味连。由于药材收集地域较广，且为随机抽样，因此可初步推断味连为目前黄连商品药材的主流品种。

6. 指纹图谱鉴别　中药指纹图谱是运用现代分析技术对中药化学信息以图形的方式进行表征并加以描述的一种综合分析多种成分的有效手段，能够成为中药自身的“化学条形码”，但现代普遍所采用的化学指纹图谱不能同时体现某化学成分的纯度、结构、含量、保留时间等综合信息，信息量相对单一。采用 3D-HPLC 指纹图谱对中药质量进行过有效评价，该方法能同时体现某化学成分的纯度、结构、含量和保留时间等综合信息；能同步检测多组分物质，尤其能区分保留时间相同而紫外吸收波长不同的物质，体现多信息的优势。因此，建立多个成分同时表征的 3D-HPLC 特征指纹图谱，对于不同品种的药材质量控制具有重要意义。可以建立黄连中 7 种生物碱同时表征的 3D-HPLC 方法，并对不同产地、不同品种的黄连药材进行指纹图谱相似度评价及聚类分析。

方法：采用 HPLC-二极管阵列检测器（DAD）法。色谱柱为 XtimateTM C_{18}（250mm×4.6mm，5μm），流动相为 30mmol/L 碳酸氢铵溶液（含 0.1%三乙胺、0.7%氨水）-乙腈（梯度洗脱），检测波长为 200~400nm，柱温为 30℃，流速为 1.0ml/min。利用相似度评价软件和 SPSS 18.0 软件对 31 批味连、6 批雅连、4 批云连 270nm 波长下的指纹图谱进行相似度评价和聚类分析。建立黄连的 3D-HPLC-DAD 指纹图谱，共得到 11 个特征指纹峰，其共有峰面积占总峰面积的 90% 以上。通过与对照品对照，标定了木兰花碱、盐酸药根碱、盐酸非洲防己碱、盐酸表小檗碱、盐酸黄连碱、盐酸巴马汀、盐酸小檗碱 7 种生物碱类成分。其中，盐酸表小檗碱含量的差异是 3 种黄连主要的鉴别特征。

采用 3D-HPLC 指纹图谱可进一步探索出味连与雅连主要生物碱之间的比例关系。味连与雅连 6 种主要生物碱之间的含量比例趋于稳定。经过同等数据处理，黄连中 6 种生物碱含量比例（盐酸药根碱∶盐酸非洲防己碱∶盐酸表小檗碱∶盐酸黄连碱∶盐酸巴马汀∶盐酸小檗碱）在味连中趋于 1∶2∶4∶6∶5∶21，在雅连中趋于 2∶0.5∶0.5∶4∶1.5∶12，盐酸表小檗碱在味连中与雅连中的含量相差最大。

本方法具有良好的精密度、稳定性和重复性，建立的特征指纹图谱可以作为黄连质量评价的主要依据之一。

三、思考与作业

1. 黄连除上述三种正品来源外，商品黄连还常有哪些来源？如何鉴别？
2. 小檗碱的化学检识除了一般的生物碱沉淀反应外，还有哪些特殊的化学反应？

实验 6-1-2　黄连有效成分的提取分离及鉴定

一、目的要求

1. 掌握水溶性生物碱的提取方法，熟悉盐析法和重结晶法；小檗碱的结构特点，特殊的理化性质和薄层鉴别方法。

2. 熟悉和掌握柱色谱法的分离原理及操作技能。

二、基本原理

利用小檗碱和巴马汀与含氧酸（硝酸例外）所形成盐在水中溶解度较大的性质，采用稀硫酸将其转变为硫酸盐形式，提取出总生物碱；再利用其与氢卤酸所形成盐在水中溶解度较小的特点，加入盐酸使其形成盐酸盐，结合盐析法，使生物碱沉淀析出，除去水溶性杂质；又利用两种生物碱极性不同，采用柱色谱分离。

三、提取分离

1. 提取分离流程　黄连中生物碱的提取分离见图 6-1-2。

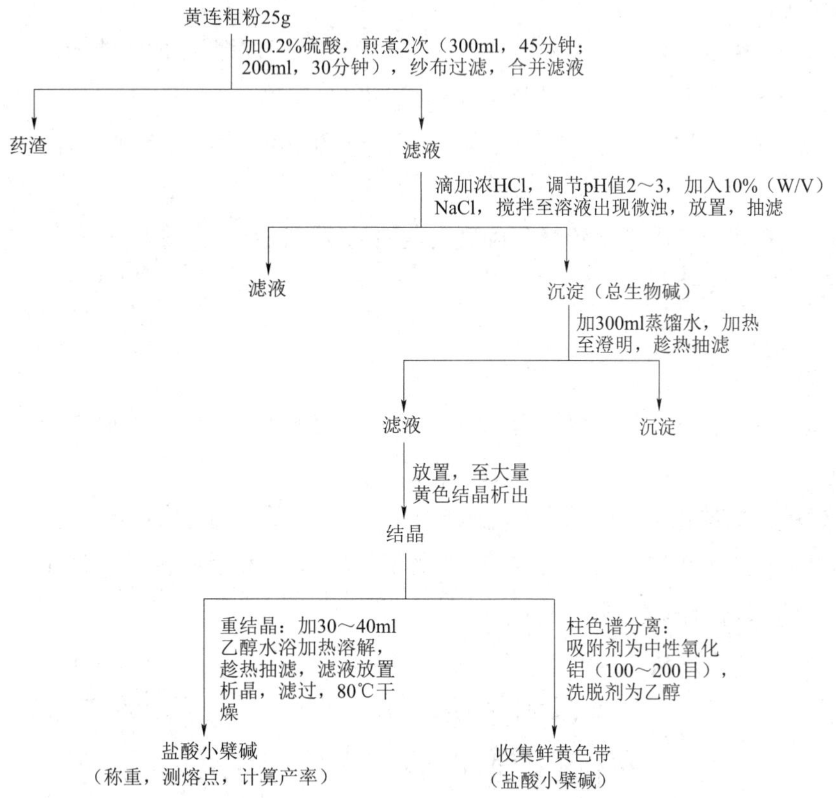

图 6-1-2　黄连中生物碱的提取分离流程

2. 操作步骤

（1）提取　取黄连粗粉 25g，置 1000ml 烧杯中，加 0.2% 硫酸 300ml，加热提取 45 分钟，倾出酸水提取液；药渣重新加入0.2%硫酸200ml，继续如上法加热提取30分钟，合并两次提取液，过滤，滤液置1000ml烧杯中，加浓盐酸（边加边搅拌）调pH至2~3，加入10%（W/V）NaCl，搅拌至溶液出现微浊，放置，抽滤沉淀，得到黄连生物碱的粗提物。

（2）分离　将粗提物加300ml蒸馏水，加热，使充分溶解，趁热抽滤，滤液静置，至大量的黄色结晶析出，用蒸馏水洗至中性，抽滤，即得较纯的盐酸小檗碱结晶。

（3）重结晶　取粗晶，加30~40ml乙醇，水浴加热溶解，趁热抽滤，滤液放置析晶，滤过，80℃干燥，得到盐酸小檗碱的结晶。或者采用氧化铝（100~200目）柱色谱分离，乙醇洗脱，收集鲜黄色色谱带流分，放置析晶，即得。

四、鉴定

1. 理化鉴别

（1）取精制盐酸小檗碱少许，加稀硫酸1ml使之溶解后，加入漂白粉少许，即显樱红色。

（2）取精制盐酸小檗碱少许，溶于50ml热水中，滴加10%氢氧化钠溶液成碱性，混合均匀后，于水浴中加热使溶，滴加丙酮2~3滴，放置，即有柠檬黄色的丙酮小檗碱结晶析出。

2. 生物碱的沉淀反应　取盐酸小檗碱少许，加入稀硫酸溶解，加入下列沉淀试剂，①改良碘化铋钾试剂（$BiI_3 \cdot KI$）：红棕色↓；②碘化汞钾试剂（$HgI_2 \cdot 2KI$）：类白色↓；③硅钨酸试剂（$SiO_2 \cdot 12WO_3$）：淡黄色或灰白色↓。

3. 薄层色谱鉴别

（1）样品　①自制精制盐酸小檗碱醇溶液；②1%盐酸小檗碱对照品的醇溶液。

（2）吸附剂　硅胶G色谱板，湿法铺板，105℃活化30分钟。

（3）展开剂　①三氯甲烷-甲醇（7∶2），氨水蒸气饱和20分钟；②三氯甲烷-甲醇-冰醋酸（7∶1∶2）。

（4）显色剂　先在紫外灯下观察荧光，再喷改良碘化铋钾试剂。

观察斑点颜色，计算R_f值。

五、思考与作业

1. 根据小檗碱的性质，除了用酸水液提取外，还可以用哪些提取方法？请设计一个新的提取工艺流程。

2. 在薄层色谱中，根据化合物的结构及色谱条件，怎样推断不同化合物的R_f值大小？

3. 在进行生物碱薄层色谱时，若选用硅胶为吸附剂，由于硅胶呈酸性而常使生物碱的斑点R_f值太小，可以采用哪些方法进行补偿？

第二节　穿心莲内酯的提取、分离和鉴定及亚硫酸氢钠加成物的制备

穿心莲为爵床科植物穿心莲*Andrographis paniculata*（Burm. f.）Nees的干燥地上部分。性寒，味苦。具有清热解毒、凉血和消肿的功效。临床上用来治疗感冒发热，咽喉肿痛，口舌生疮，顿咳劳嗽，泄泻痢疾，热淋涩痛，痈肿疮疡，毒蛇咬伤等。穿心莲叶中主要含二萜内酯类化合物，如穿心莲内酯（andrographolide）、新穿心莲内酯（neoandrographolide）、去氧穿心莲内酯（deoxyandrographolide）和脱

水穿心莲内酯（dehydroandrographolide），其中穿心莲内酯的含量最高，达 1.5% 以上，尚含胡萝卜苷。穿心莲根中除含穿心莲内酯外，尚含黄酮类化合物，如 5-羟基-7,8,2′,3′-四甲氧基黄酮和 5-羟基-7,8,2′-三甲氧基黄酮等。

主要成分的结构式及理化性质如下：

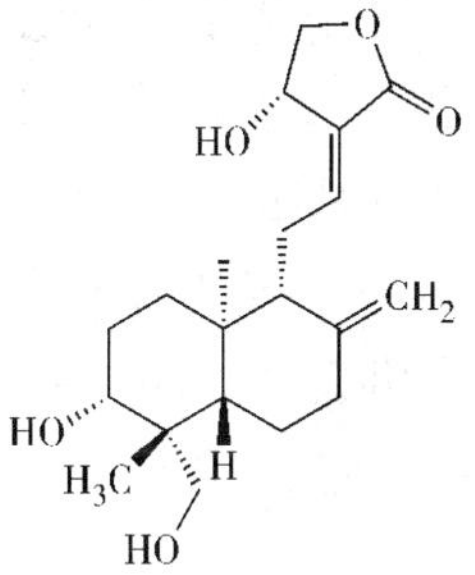

穿心莲内酯

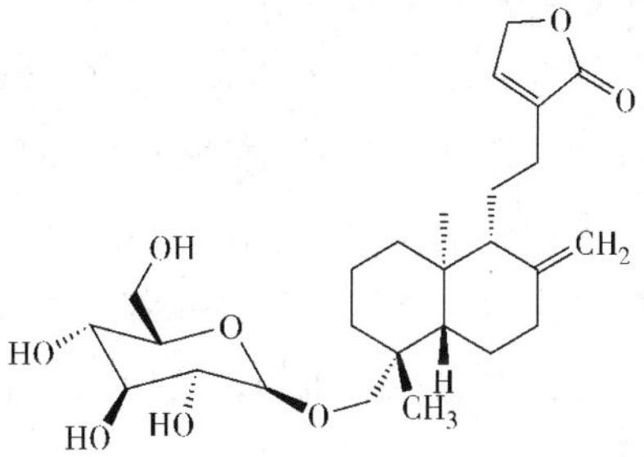

新穿心莲内酯

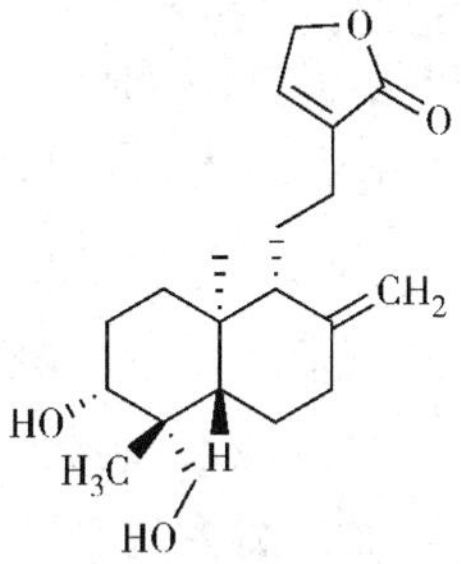

去氧穿心莲内酯

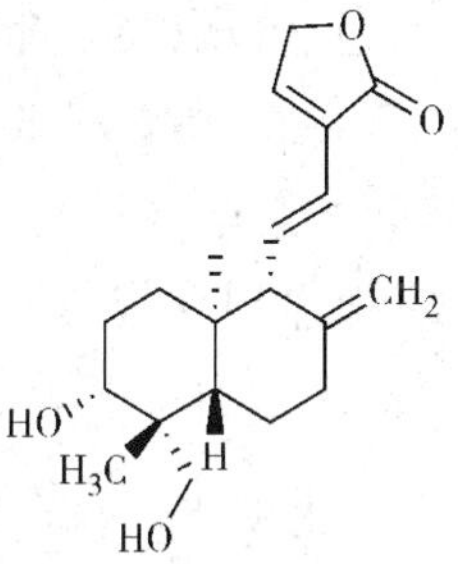

脱水穿心莲内酯

1. 穿心莲内酯　异名穿心莲乙素。分子式 $C_{20}H_{30}O_5$，分子量 350.45。无色结晶性粉末；无臭，味苦。熔点（mp）224℃～230℃，熔融时同时分解，在沸乙醇中溶解，在甲醇或乙醇中略溶，在三氯甲烷中极微溶解，在水中几乎不溶。$UV_{max}^{EtOH}(\varepsilon)$ nm：223（12300）。

2. 新穿心莲内酯　异名穿心莲丙素、穿心莲新苷。分子式 $C_{26}H_{40}O_8$，分子量 480.58。无色柱状结晶，无苦味，mp 167℃～168℃。易溶于甲醇、乙醇和丙酮，微溶于水，较难溶于苯、乙醚和三氯甲烷。

3. 去氧穿心莲内酯　异名穿心莲甲素。分子式 $C_{20}H_{30}O_4$，分子量 334.44。无色片状（丙酮、乙醇或三氯甲烷）或无色针状结晶（乙酸乙酯），mp 174℃～175℃，$[\alpha]_D^{22.5}$ -40°（C=1，无水乙醇）。易溶于甲醇、乙醇、丙酮和三氯甲烷，可溶于苯和乙醚。

4. 脱水穿心莲内酯　分子式 $C_{20}H_{28}O_4$，分子量 33.42，无色针状结晶（30% 或 50% 乙醇），mp 204℃。易溶于乙醇和丙酮，可溶于三氯甲烷，微溶于苯，几乎不溶于水。$UV_{max}^{EtOH}(\varepsilon)$ nm：205，249（9600）。

实验 6-2-1　穿心莲药材的鉴定

一、目的要求

掌握穿心莲药材的性状、显微、理化鉴别和薄层鉴别方法。

二、鉴定

1. 性状鉴别　穿心莲药材茎呈方柱形，多分枝，长 50～70cm，节稍膨大；质脆，易折断。单叶对生，叶柄短或近无柄；叶片皱缩、易碎，完整者展平后呈披针形或卵状披针形，长3~12cm，宽2~5cm，先端渐尖，基部楔形下延，全缘或波状；上表面绿色，下表面灰绿色，两面光滑。气微，味极苦。

2. 显微鉴别

叶横切面：上表皮细胞类方形或长方形，下表皮细胞较小，上、下表皮均有含圆形、长椭圆形或棒状钟乳体的晶细胞；并有腺鳞，有的可见非腺毛。栅栏组织为1~2列细胞，贯穿于主脉上方；海绵组织排列疏松。主脉维管束外韧型，呈凹槽状，木质部上方亦有晶细胞。

叶表面观：上下表皮均有增大的晶细胞，内含大型螺状钟乳体，直径约至36μm，长约至180μm，较大端有脐样点痕，层纹波状。下表皮气孔密布，直轴式，副卫细胞大小悬殊，也有不定式。腺鳞头部扁球形，4、6（8）细胞，直径至40μm，柄极短。非腺毛1~4细胞，长约至160μm，基部直径约至40μrn，表面有角质纹理。

3. 理化鉴别

（1）取穿心莲叶用水润湿1小时，撕去表皮加碱性3,5-二硝基苯甲酸的甲醇溶液，立即置显微镜下，可见叶肉组织中出现紫红色。或取穿心莲叶，置苯液中浸泡24小时，可见叶的两面析出空心莲内酯类的板状结晶、柱状结晶，将结晶挑置滤纸上，加碱性3,5-二硝基苯甲酸甲醇试液显紫红色。

（2）取穿心莲粉末约1g，加乙醇20ml，置水浴中加热至沸，滤过，滤液加活性炭0.3g，搅拌，滤过。取滤液1ml，加3,5-二硝基苯甲酸溶液与氢氧化钾乙醇液等容的混合液1~2滴，即显紫红色（活泼次甲基的反应）；另取滤液1ml，加碱性三硝基苯酚溶液1~2滴，显橙色，放置逐渐转为棕色（活泼次甲基的反应）；再取滤液1ml，加氢氧化钾乙醇溶液数滴，渐显红色，放置后变为黄色（检查内酯结构）。

4. 薄层鉴别 取穿心莲对照药材0.5g，加乙醇30ml，超声处理30分钟，滤过，滤液浓缩至5ml，作为对照药材溶液。再取脱水穿心莲内酯对照品、穿心莲内酯对照品，加无水乙醇制成每1ml各含1mg的混合溶液，作为对照品溶液。照薄层色谱法（2015年版《中国药典》通则10520）试验，吸取供试品溶液（处理方法同对照药材）、上述对照药材溶液各6μl和对照品溶液4μl，分别点于同一硅胶GF_{254}薄层板上，以三氯甲烷-乙酸乙酯-甲醇（4：3：0.4）为展开剂，展开，取出，晾干，置紫外光灯（254nm）下检视。供试品色谱中，在与对照药材色谱和对照品色谱相应的位置上，分别显相同颜色的斑点；喷以2% 3,5-二硝基苯甲酸乙醇溶液-2mol/L氢氧化钾溶液（1：1）混合溶液（临用配制），立即在日光下检视。供试品色谱中，在与对照药材色谱和对照品色谱相应的位置上，分别显相同颜色的斑点。

三、思考与作业

1. 穿心莲药材的显微特征有哪些？
2. 穿心莲内酯的理化鉴别有哪些？
3. 薄层色谱显色还可以用哪些显色剂？

实验6-2-2 穿心莲主要成分的提取、分离和鉴定

一、目的要求

掌握穿心莲主要成分的提取分离方法；穿心莲主要成分的一般检识方法。

二、基本原理

穿心莲中的内酯类化合物易溶于甲醇、乙醇和丙酮等溶剂，故利用此性质选用乙醇提取。穿心莲叶中含有大量叶绿素，可用活性炭脱色法除去叶绿素类杂质；利用穿心莲内酯与脱氧穿心莲内酯在三氯甲烷中溶解度不同，初步将二者分离；利用穿心莲内酯与脱氧穿心莲内酯结构上的差异，用氧化铝柱色谱分离二者。

三、提取分离

1. 提取分离流程　穿心莲主要成分的提取分离见图 6-2-2。

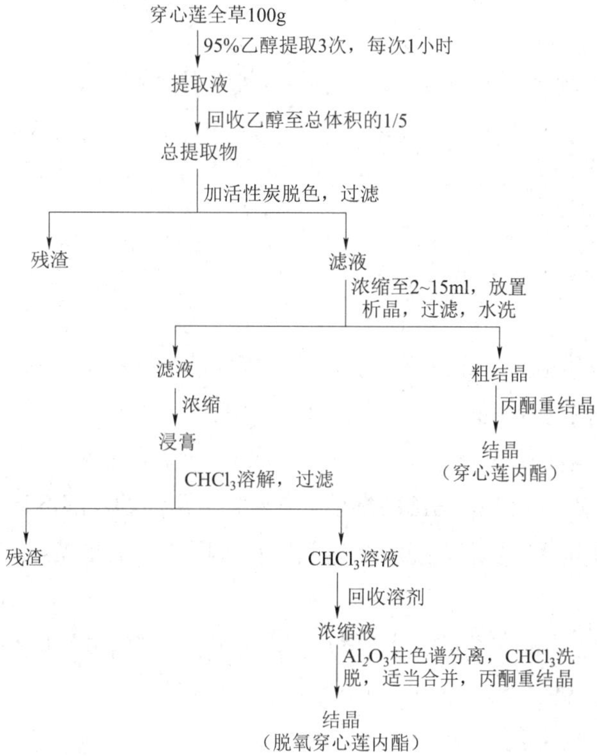

图 6-2-2　穿心莲主要成分的提取分离流程

2. 操作步骤

（1）提取　称取穿心莲全草 100g，置圆底烧瓶中，加 95% 乙醇，以浸过药粉 2cm 为度，加热回流 1 小时，过滤；药渣再加适量乙醇回流 2 次，每次 1 小时，过滤，合并 3 次滤液；回收乙醇至总体积的 1/5 量，放冷，即为内酯类成分总提取物。

（2）脱色　将上述内酯类成分总提取物加入原料量的 15%～30% 活性炭，加热回流 30 分钟，脱色后的溶液再浓缩至 2～15ml 左右，放置析晶。

（3）穿心莲内酯的分离（结晶法）　将活性炭脱色后的浓缩液放置析晶，滤取结晶，并用少量水洗涤即得穿心莲内酯粗品（含少量脱氧穿心莲内酯）。母液待分离脱氧穿心莲内酯。

（4）穿心莲内酯的精制　将粗品穿心莲内酯结晶加 40 倍量丙酮，加热回流 10 分钟，过滤不溶物再加 20 倍量丙酮，加热回流 10 分钟，过滤，合并 2 次的丙酮溶液，回收丙酮至 1/3 量，放置析晶，滤取白色颗粒状结晶，即为穿心莲内酯精品。做薄层鉴定。

（5）脱氧穿心莲内酯分离　将结晶法析出的穿心莲内酯母液水浴蒸发至稠膏状，再加三氯甲烷70ml，尽力搅拌后滤出三氯甲烷层，残渣再加三氯甲烷10ml同法处理。合并2次滤液，水浴回收至5ml，将此浓缩液上氧化铝柱（2cm×30cm）。用中性氧化铝30～35g，三氯甲烷湿法装柱，用三氯甲烷洗脱，控制流速为2～3ml/min，每份10ml，收12～15份。各流分浓缩后薄层色谱鉴定，合并相同流分，蒸干三氯甲烷，用丙酮结晶2次，得白色结晶即为脱氧穿心莲内酯，做薄层色谱鉴定。

注意事项

（1）穿心莲内酯类化合物为二萜类内酯，性质极不稳定，易氧化、聚合而树脂化。因此所提取的穿心莲应是当年产的新药材，并且要未受潮变质的茎叶部分，否则内酯含量明显下降至极低，难以提取得到。

（2）穿心莲内酯的析晶宜在含乙醇量稍高的情况下进行，此时晶形与结晶的纯度都较好。当溶液的含水量较高，或黏稠度太大时，往往不易析出结晶。

（3）加入的活性炭不能过多，否则会吸附穿心莲内酯，使产率降低。

四、鉴定

1. 穿心莲内酯的鉴定

（1）物理常数　熔点为224℃～230℃，熔融时同时分解。

（2）特殊反应鉴别

①亚硝酰铁氰化钠碱液反应（Legal反应）：取穿心莲内酯结晶少许放在比色板上，加乙醇0.2ml溶解，加0.3%亚硝酰铁氰化钠溶液2滴、10%的氢氧化钠溶液2滴。

②3,5-二硝基苯甲酸碱液反应（Kedde反应）：取穿心莲内酯结晶少许，于比色板上，加乙醇0.2ml溶解，加2% 3,5-二硝基苯甲酸的乙酸溶液和5%氢氧化钾的乙酸溶液2滴，摇匀，呈紫色。

③50%氢氧化钾甲醇试液反应：穿心莲内酯遇氢氧化钾甲醇溶液呈紫色。

（3）薄层色谱鉴别

1）样品：①自制穿心莲内酯粗品的无水乙醇溶液；②穿心莲内酯对照品无水乙醇溶液。

2）吸附剂：硅胶G色谱板，湿法铺板，105℃活化30分钟。

3）展开剂：三氯甲烷-乙酸乙酯-甲醇（4∶3∶0.4）。

4）显色剂：碘蒸气，穿心莲内酯在常温下为一个斑点。

2. 脱氧穿心莲内酯的鉴定

（1）物理常数　熔点为175℃～176.5℃

（2）薄层色谱鉴别　条件同穿心莲内酯。

五、思考与作业

1. 穿心莲内酯有哪些主要理化性质？这些性质在提取、分离和鉴定中有何应用？
2. 叶绿素除用活性炭吸附法去除外，还可采用哪些方法去除？
3. 穿心莲总内酯的分离可采用哪些方法？试比较各种方法的优缺点。
4. 根据穿心莲内酯类成分的不同结构，判断各自的极性大小，分析出各成分在薄层板上的 R_f 值。

实验 6-2-3　穿心莲内酯亚硫酸氢钠加成物的制备

一、目的要求

掌握穿心莲内酯亚硫酸氢钠加成物的制备方法。

二、基本原理

为提高疗效、改进制剂质量，多趋向提取内酯，进而制备成各种水溶性衍生物的注射液，如亚硫酸氢钠加成物、磺酸钠、三酰基磺酸钠、亚硫酸钠加成物与琥珀酸半酯单钾盐等。穿心莲内酯难溶于水，将其制成亚硫酸氢钠加成物以增加其在水中的溶解性。

穿心莲内酯亚硫酸钠加成物，系将从穿心莲叶中提取分离所得的穿心莲内酯，经与亚硫酸钠加硫酸或与亚硫酸氢钠发生加成反应，制得的水溶性磺酸盐。亚硫酸氢钠加成穿心莲内酯已收载于《中国药典》，其余多分别列入地方标准。

三、制备

取穿心莲内酯纯品 10g，加 95% 乙醇 150ml，加热溶解，加入含 1M Na_2SO_3 32ml，2% H_2SO_4 45ml 和水 80ml 的混合液，振摇混合后，回收乙醇，水液冷却并过滤；滤液用三氯甲烷提取 3 次，水层在水浴上浓缩至小体积，加入 95% 乙醇 100ml，搅拌，过滤，滤液在减压下回收醇后得加成物粗品；粗品经水-丙酮结晶 2 次，再以乙醇-三氯甲烷重结晶，得白色针簇状晶体。

四、鉴定

1. 物理常数　熔点为 226℃～227℃。

2. 特殊反应鉴别

（1）亚硝酰铁氰化钠碱液反应（Legal 反应）　取穿心莲内酯亚硫酸氢钠加成物少许放在比色板上，加乙醇 0.2ml 溶解，加 0.3% 亚硝酰铁氰化钠溶液 2 滴、10% 的氢氧化钠溶液 2 滴，呈红色。

（2）3,5-二硝基苯甲酸碱液反应（Kedde 反应）　取穿心莲内酯亚硫酸氢钠加成物少许，于比色板上，加乙醇 0.2ml 溶解，加 3,5-二硝基苯甲酸碱性溶液 2 滴，呈紫红色。

3. 薄层色谱鉴定

（1）样品　①穿心莲内酯亚硫酸氢钠加成物；②穿心莲内酯对照品乙醇溶液。

（2）吸附剂　硅胶 G 色谱板，湿法铺板，105℃活化 30 分钟。

（3）展开剂　①三氯甲烷-甲醇（9∶1）；②三氯甲烷-正丁醇-甲醇（2∶1∶2）；③三氯甲烷-丙酮-乙醇-水（5∶5∶5∶1）。

（4）显色剂　3,5-二硝基苯甲酸碱性溶液。

用展开剂①展开，样品②留在原点；用展开剂②和③展开，穿心莲内酯对照品移至前沿，样品穿心莲内酯亚硫酸氢钠加成物 R_f 值在 0.5 左右。

五、思考与作业

1. 穿心莲内酯亚硫酸氢钠加成物为什么可以进行 Legal 试剂和 Kedde 试剂反应？
2. 为什么要制备穿心莲内酯亚硫酸钠加成物？

第七章　中药化学成分的系统预试验

第一节　概　　述

中药的化学成分复杂，在研究其化学成分之前，一般应先进行预试验，初步了解可能含有哪些成分，以便对提取和分离工作提供有益的参考。预试验一般可分为两大类：一类是单项预试验，即可根据需要，重点检查某类化学成分的存在与否；另一类是系统预试验，即选用定性试验及薄层色谱等方法，对中药中各类化学成分进行比较全面的检查，然后进行综合分析，初步判断有或无哪些成分存在。

由于有些定性试验不是某类化学成分的特效、专一反应，同时在进行试验时，几种化学成分之间会发生相互干扰，使反应结果呈假阳性，所以预试验可作为参考，并结合某些类型化学成分的色谱法（TLC 或 PC）检查，才能进一步做出较恰当的判断。

第二节　供试部位的常用制备方法

一、溶剂系统提取

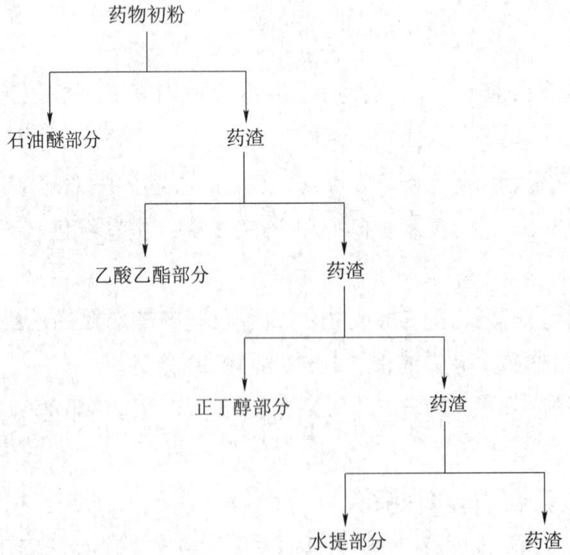

以上流程采用连续回流提取，药渣还可以用丙酮、乙醇和甲醇依次提取，最后用水煎煮得水提取部位。也可先用 70%～95% 乙醇提取，回收乙醇后依次用上述溶剂萃取来制备各相应部位。

二、大孔树脂提取法

药物水煎液进行大孔树脂柱色谱，先用水洗脱，水洗后用不同浓度乙醇溶液梯度洗脱，得到水洗脱部位和不同浓度乙醇洗脱部位，将这些部位作相应药效学筛选，确定有效部位。

第三节 实验内容

一、目的要求

1. 学习中药化学成分的系统预试验原理及方法。
2. 掌握中药化学成分的系统预试验程序及结果判断。

二、基本原理

根据中药中所含各类化学成分在不同极性的溶剂中溶解度不同，先选用不同极性的溶剂把溶解度相近的成分提取出来，分成极性不同的几个部分，即供试液；然后再选用各类成分的定性反应（包括沉淀反应和显色反应等）及色谱法（TLC 和 PC 等）检查，最后进行分析判断，初步确定有无哪几类化学成分。

三、具体实验内容

（一）预试验溶液的制备

1. 水提取液

（1）冷水浸液　称取样品粗粉 5g，置于 100ml 的三角烧瓶中，加蒸馏水 50~60ml 室温浸泡过夜。过滤出约 20ml 滤液供检查氨基酸、多肽、蛋白质用。

（2）热水提取液　将上述剩余的冷水浸泡液连同滤渣于水浴上 60℃ 左右热浸半小时，趁热过滤，滤液供检查还原糖、多糖、有机酸、皂苷、苷类、酚类和鞣质等成分用。

2. 乙醇提取液　另称取样品粗粉 10g，置于 250ml 圆底烧瓶中，加 95% 乙醇 100ml，于水浴上加热回流 1 小时，稍冷后加入蒸馏水使其含醇量为 70%，冷至室温，过滤，滤液转移至分液漏斗中；用 100ml 石油醚（60℃~90℃）分两次萃取，每次用石油醚 50ml，以除去叶绿素等，分出下层乙醇提取液，浓缩至 40~50ml，加 95% 乙醇 50ml 溶解后过滤，滤液供检查黄酮、蒽醌、香豆素、萜类、甾体化合物、内酯化合物、强心苷、有机酸、酚类和鞣质等成分用。

3. 酸性乙醇提取液　称取样品粗粉 2g，加 0.5% 硫酸的乙醇溶液 10ml，于水浴上加热回流 10 分钟，过滤，滤液供检查生物碱用。

4. 石油醚提取液　称取样品粗粉 1g，加入石油醚（60℃~90℃）10ml，滤液供检查挥发油、油脂、萜类和甾体化合物等成分用。

5. 酸水提取液　取粉碎的中药样品约 2g，加蒸馏水 20~30ml，并滴加盐酸数滴使呈酸性，在 60℃ 左右水浴上加热 20 分钟后过滤，滤液供鉴别用。

（二）各类成分的检查

1. 检查生物碱类　取上述酸性乙醇提取液，先用稀氨水调至中性，再于水浴上蒸干，残渣加 5% 硫酸 5ml 溶解后，过滤，滤液供以下实验用。

（1）碘化铋钾试验：取滤液 1ml，加入碘化铋钾试剂 1~2 滴，如有橘红色至黄色沉淀产生，即表示可能有生物碱。

（2）碘化汞钾试验：取滤液 1ml，加入碘化汞钾试剂 1~2 滴，如有浅黄色或白色沉淀产生，即表示可能有生物碱。

（3）硅钨酸试验：取滤液 1ml，加入硅钨酸试剂 1~2 滴，如有淡黄色或类白色沉淀产生，即表示可能有生物碱。

（4）取上述酸水提取液，加 Na_2CO_3 溶液使呈碱性，置分液漏斗中，加入乙醚约 10ml 振摇，静置后分出醚层，再用乙醚 8ml 如前提取，合并醚液，将醚液置分液漏斗中，加酸水 10ml 摇后静置分层，分出酸水液，再以酸水液 5ml 如前提取，合并酸水液。取出酸水液 4 份，分别作以上沉淀反应，此酸水液与以上 3 种试剂均（或大多数）产生沉淀反应，即预示本样品中含有生物碱。

【注】 若（1）（2）（3）项试验全呈阴性反应，可另选几种生物碱沉淀试剂进行试验，若仍为阴性反应时，则可否定样品中有生物碱存在。不必再进行（4）项试验。

2. 检查蒽醌类

（1）碱液试验（Bornträger 反应）　取乙醇提取液 1ml，加入 10% 氢氧化钠水溶液 1ml，振摇。如反应液呈红色，再加入 30% 过氧化氢 5 滴，加热后，红色不褪去，用 5% 盐酸酸化后，如红色消褪，即表示有羟基蒽醌类成分存在。

（2）醋酸镁反应　取乙醇提取液 1ml，加 1% 醋酸镁甲醇溶液 1~2 滴，加热片刻，即可显色。此反应也可在滤纸上进行，即将乙醇提取液滴于滤纸上，干后喷雾醋酸镁甲醇溶液，加热片刻即可显色。如反应液显色，即表示有蒽醌及其苷类。

（3）Feigl 反应　醌类衍生物在碱性条件下经加热能迅速与醛类及邻二硝基苯反应生成紫色化合物。试验时可取醌类化合物的水或苯溶液 1 滴，加入 25% 碳酸钠水溶液、4% 甲醛及 5% 邻二硝基苯的苯溶液各 1 滴，混合后置水浴上加热，在 1~4 分钟内产生显著的紫色。

（4）硼酸溶液试验　取乙醇提取液滴于滤纸片上，待干燥后，喷洒 1% 硼酸水溶液，如斑点呈橙黄色或红色，且于紫外灯下检视有荧光，即表示有蒽醌及其苷类。

（5）升华试验　取中药粉末少许，置载玻片上，玻片两端各放短玻棒一小段，然后另取一洁净玻片，放置于两玻棒上，注意勿触及下面粉末，然后在铁纱网上小心加热（勿使粉末炭化）至玻片上有升华物凝结为止。冷却后，取下盖片，使升华物面向上，放置于显微镜下观察，可见多数黄色针晶或羽毛状晶体（蒽醌衍生物），此晶体遇碱液呈红色反应。

3. 检查内酯、香豆素及其苷类

（1）内酯化合物的开环与闭环反应　取 2ml 乙醇提取液，加 1~2ml 1% 氢氧化钠，于沸水浴中煮 10 分钟，液体是否比未加热前清晰（若为浑浊，则放冷过滤后继续操作），再加 2% 盐酸酸化，液体是否变浑浊，再用 5% 氢氧化钠碱化是否又转清晰（若仍浑浊，可在水浴中加热 3~4 分钟后再观察）。

（2）荧光试验　取乙醇提取液滴于滤纸片上，待干燥后，于紫外灯检视，如斑点呈蓝色荧光，喷洒 1% 氢氧化钾试剂后斑点由荧光颜色转变为黄绿色，即表示可能有香豆素及其苷类。

（3）重氮化反应　取乙醇提取液 1ml，加入 3% 碳酸钠水溶液 1ml 于沸水浴加热 3 分钟，冷却后，加入新配制的重氮化试剂 12 滴，如显红色，即表示可能有香豆素及其苷类。

（4）异羟肟酸铁反应　取乙醇提取液 1ml，加 7% 盐酸羟胺甲醇液 3~5 滴和 10% 氢氧化钾液 10 滴，于水浴上加热至反应开始（有气泡产生），冷却，再加入 5% 盐酸使成弱酸性，加 1% 三氯化铁水溶液 5

滴，如反应液有橙红色或紫红色出现，即表示可能有酯类、内酯类、香豆素及其苷类。

4. 检查黄酮类化合物

（1）盐酸-镁（或锌）粉试验　取检品的乙醇提取液 1ml，加放少量镁粉（或锌粉）振摇，然后加浓盐酸 4~5 滴，1~2 分钟内（必要时微热）即可显色，如颜色出现表示有游离黄酮类或黄酮苷存在（以同法不加镁粉做对照，如两管都显颜色则有花色素存在）。

黄酮类的乙醇溶液，在盐酸存在的情况下，能被镁粉还原，生成花色苷元而呈现红色或紫色反应（个别为淡黄色、橙色、紫色或蓝色）。这是由于酮类化合物分子中含有一个碱性氧原子，能溶于稀酸中被还原成带四价的氧原子锌盐。本法是鉴别黄酮类的一个反应。但花色素本身在酸性下（不需加镁粉）呈红色，应加以区别。

【注】①此反应仅在化学结构中第三位上带羟基的酮醇类显色较明显，而其他黄酮烷酮类均不甚明显。因此试验呈阴性反应是不能做出否定的结论，尚需结合其他试验再做结论。②试验应在醇中进行，水分多会影响颜色的生成。此反应较慢，有时需水浴加热，以促使反应进行。

（2）荧光试验

①三氯化铝试验：取检品的乙醇提取液点于滤纸片上（挥干溶剂后再点 1 次，使其浓度增大），挥干溶剂后，喷雾 1%三氯化铝乙醇试液，在紫外光灯下观察，呈现黄色、绿色、橙色等荧光为黄酮类；呈天蓝色或黄绿色荧光，则为二氢黄酮类。这是区别二氢黄酮类化合物的一种鉴别反应。

②硼酸丙酮-枸橼酸丙酮试验：取检品的乙醇提取液 1ml，在沸水浴上蒸干，加入饱和硼酸丙酮溶液及 10%枸橼酸丙酮溶液各 0.5ml，蒸去丙酮后，在紫外光灯下观察，管内呈现黄色而无荧光（5-羟基黄酮、2′-羟基查耳酮类黄酮或其苷类）。

③碱液试验：取检品的乙醇提取液点于滤纸片上（挥干溶剂后，再点 1 次，使其浓度增大），干后，喷 1%碳酸钠溶液或在氨蒸气中熏几分钟，呈现亮黄、绿或橙黄色。如将氨气熏过的滤纸露置空气中，颜色逐渐退去而变为原有的颜色（黄酮或其苷类）。

5. 检查皂苷类

（1）泡沫试验　取检品的水提取液 2ml 于带塞试管中，用力振摇 3 分钟，即产生持久性蜂窝状泡沫（维持 10 分钟以上），且泡沫量不少于液体体积的 1/3。

水提取液+0.1M HCl 振摇，两管泡沫高度相同（三萜皂苷）。

水提取液+0.1M NaOH 振摇，碱管高于酸管（甾体皂苷）。

【注】常用的增溶剂吐温、司盘，振摇时均能产生持久性泡沫，要注意区别。

（2）溶血试验　取试管 4 支，分别加入滤液 0.25、0.5、0.75、1.0ml，然后依次分别加入生理盐水 2.25、2.0、1.75 、1.5ml，使每一个试管中的溶液都成为 2.5ml；将各试管加入 2%的血细胞悬液 2.5ml，振摇均匀后，同置于 37℃水浴或 25℃~27℃的室温中，注意观察溶血情况。一般观察 3 小时即可，或先滴红细胞于显微镜下，然后滴加检液看血细胞是否消失。如有溶血现象示阳性反应。

【注】①鞣质对血红细胞有凝集作用，干扰溶血试验的观察，应事先除去（可用取胜酰胺粉吸附或用明胶沉淀）。②检液应为中性溶液。水提取液+2%红细胞悬浮液→溶血。

（3）醋酐浓硫酸试验（Liebrmann Burchard 反应）　取检品的水提取液置蒸发皿中，于水浴上蒸干，残渣加入少量醋酐使溶解，再加入醋酐浓硫酸（20∶1）试液数滴，呈黄→红→蓝→紫→绿等颜色变化。最后呈红或紫色为三萜皂苷，呈蓝绿色为甾体皂苷。

（4）区别甾体皂苷和三萜皂苷　取带塞试管两支，各盛检品的水提取液 1ml，1 支加 0.1mol/L 盐酸溶液 2ml，另一支加 0.1mol/L 氢氧化钠溶液 2ml；用力振摇 1 分钟（需左右手交替振摇各半分钟），观察两管泡沫的多少，若两管泡沫体积相同或酸管多，示含三萜皂苷；若加碱管泡沫多于加酸管，示含甾体皂苷。

三萜皂苷为酸性皂苷，在酸性水溶液中形成较稳定的泡沫；甾体皂苷为中性皂苷，在碱溶液中能形成较稳定的泡沫。

浓硫酸、高氯酸、高氯酸-香草醛及浓硫酸-香草醛等的显色原理主要是使羧基脱水，增加双键结构，再经双键位移、双分子缩合等反应生成共轭双键系统，又在酸作用下形成阳碳离子盐而显色。

6. 检查挥发油

（1）外观性状　取中药的石油醚提取液（松节油、薄荷油、丁香油、陈皮油及桂皮油）观察其色泽，是否有特殊香气及辛辣烧灼感。

（2）挥发性　取滤纸1小块，滴加石油醚提取液1滴，放置2小时或微热后观察纸上有无清晰的油迹（与菜油作对照实验）。

（3）pH检查（检游离酸或酚类）　取样品石油醚提取液1滴加乙醇5滴，以预先用蒸馏水湿润的广泛pH试纸进行检查，如显酸性示有游离的酸或酚类化合物。

（4）三氯化铁反应（检酚类）　取石油醚提取液1滴，溶于1ml乙醇中，加入1%三氯化铁醇液1~2滴，如显蓝紫或绿色，示有酚类。

（5）苯肼试验（检酮、醛类）　取2,4-二硝基苯肼试液0.5~1ml，加1滴石油醚提取液的无醛醇溶液，用力振摇，如有酮醛化合物，应析出黄-橙红色沉淀，如无反应，可放置15分钟后再观察。

（6）荧光素试验法　将样品的乙醇液滴在滤纸上，喷0.05%荧光素水溶液，然后趁湿将纸片暴露于5%溴的四氯化碳蒸气中，含有双键的萜类显黄色，背景很快转为淡红色。

（7）香草醛-浓硫酸试验　取石油醚提取液的乙醇液1滴于滤纸上，滴以新配制的0.5%香草醛浓硫酸溶液，则呈黄色、棕色、红色或蓝色反应。

7. 检查强心苷类

（1）甾体母核的颜色反应　同下文［11. 检查甾体及三萜类化合物（1）和（2）项］。

（2）C-17位上不饱和内酯环的颜色反应

①3,5-二硝基苯甲酸反应（Kedde反应）：取乙醇提取液1ml，加3,5-二硝基苯甲酸试剂3~4滴，如反应液呈红色或紫红色，即表示可能有强心苷。

②碱性苦味酸反应（Baljet反应）：取乙醇提取液1ml，加碱性苦味酸试剂1~2滴，如反应液呈橙色或橙红色，即表示可能有强心苷。

③亚硝酸铁氰化钠反应（Legal反应）：取乙醇提取液1ml，置于小瓷蒸发皿中，于水浴上蒸干，残留物加吡啶1ml溶解，再加3%亚硝酸铁氰化钠和2mol/L氢氧化钠溶液各1~2滴，混匀，如反应液呈红色并逐渐消退，即表示可能有强心苷。

（3）α-去氧糖颜色反应

①三氯化铁-冰醋酸反应（Keller-Kiliani反应）：取醇提取液经处理后的三氯甲烷或醇液1ml，水浴上蒸干，残渣溶于冰醋酸2ml中，加入20%三氯化铁水溶液1滴，混合均匀，倾于干燥小试管中，再沿管壁缓缓加入2ml浓硫酸，静置。交界面的颜色随苷元羟基、双键的位置和数目不同而异，可显红色、绿色、黄色等，上面醋酸层呈蓝色或蓝绿色。

注意此反应只对游离的α-去氧糖或α-去氧糖与苷元连接的苷显色，对α-去氧糖和葡萄糖或其他羟基糖连接的二糖、三糖及乙酰化的α-去氧糖不显色。因它们在此条件下不能水解出α-去氧糖。此反应阳性可肯定α-去氧糖的存在，但对此反应不显色的有时未必具有完全的否定意义。

②呫吨氢醇反应：取 1ml 提取液于蒸发皿中，水浴上蒸干，加呫吨氢醇试剂，置水浴上加热 2 分钟，如溶液显红色，表明含有 2,6-二去氧糖的强心苷类。

8. 检查还原糖、多糖和苷类

（1）斐林反应　取热水提取液 1ml，加入新配制的斐林（Fehling）试剂 4~5 滴，在沸水浴上加热 5 分钟，如产生砖红色沉淀，即表示有还原糖或其他还原性物质。

（2）α-萘酚试验　取热水提取液 1ml，加入 5% α-萘酚乙醇液 2~3 滴，摇匀，沿试管壁缓缓加入浓硫酸 1ml，在试液与硫酸的交界面产生紫色或紫红色环，即表示有糖类、多糖或苷类。

（3）多糖试验　取热水提取液 5ml，于水浴上蒸发至 1ml，再加入 95% 乙醇 5ml，若生沉淀，过滤，用少量乙醇洗涤沉淀，再将沉淀溶于 3ml 水中，加入 10% 盐酸 1ml，于水浴上加热 10 分钟使其水解，冷却后，加 5% 氢氧化钠水溶液调至中性，然后加入斐林试剂 1ml，于沸水浴上加热 5 分钟，如产生砖红色沉淀，即表示有多糖。

9. 检查酚类和鞣质类

（1）三氯化铁试验　取热水提取液及乙醇提取液各 1ml（若提取液为酸性，可直接进行检查，若为碱性应先加醋酸酸化），加 1% 三氯化铁试剂 1~2 滴，如反应液呈绿色、蓝绿色、墨绿色、蓝紫色，即表示可能有酚类化合物（可水解鞣质显蓝-蓝黑色，缩合鞣显绿色-污绿色）。

（2）三氯化铁-铁氰化钾反应　取热水提取液及乙醇提取液分别滴于滤纸片上，待干燥后，喷洒三氯化铁-铁氰化钾试剂，如斑点呈蓝色，即表示可能有酚类、鞣质或还原性化合物。

（3）香草醛-盐酸反应　取热水提取液及乙醇提取液分别滴于滤纸片上，待干燥后，喷洒香草醛-盐酸试剂，如斑点呈不同程度的红色，即表示有间苯二酚和间苯三酚类的化合物。

（4）明胶试验　取热水提取液 1ml，加入氯化钠-明胶溶液 2~3 滴，如有白色沉淀产生，即表示可能有鞣质。

（5）溴试验　取热水提取液 1ml，加溴试液 1~2 滴，生成白色或沉淀物，示可能含有酚或儿茶酚鞣质。

10. 检查氨基酸、多肽和蛋白质类

（1）加热或矿酸试验　取冷水提取液 1ml，加热煮沸或加 5% 盐酸，如产生浑浊或沉淀，即表示含有水溶性蛋白质。

（2）双缩脲试验　取冷水浸液 1ml，加入 10% 氢氧化钠水溶液 2 滴，摇匀，逐渐加入硫酸铜试液，随加摇匀，注意观察，如呈现紫色或紫红色，即表示可能有蛋白质和氨基酸。

凡蛋白质结构中含有两个或两个以上肽键（-CONH-）者均有此反应，能在碱性溶液中与 Cu^{2+} 生成络合物，呈现一系列的颜色反应。二肽呈蓝色，三肽呈紫色，加肽以上呈红色，肽键越多颜色越红。

（3）茚三酮试验　取冷水提取液 1ml，加入 0.2% 茚三酮乙醇溶液 2~3 滴，摇匀，于沸水浴中加热 5 分钟，冷却后，如红棕色或蓝紫色，即表示可能有氨基酸、多肽和蛋白质。

（4）吲哚醌试验　取冷水提取物滴于滤纸片上，干燥后，喷洒吲哚醌试剂，于 120℃ 加热 5 分钟，若斑点显各种颜色，即表示可能有氨基酸。

11. 检查甾体及三萜类化合物

（1）醋酐-浓硫酸反应　取乙醇提取液 2ml，置于小瓷蒸发皿中，于水浴上蒸干，残留物加冰醋酸 1ml 溶解，再加醋酐 1ml，然后滴加浓硫酸 1 滴，如反应液颜色由黄→红→紫→蓝→污绿色，即表示可能有甾体化合物；如反应液颜色仅由黄→红→紫红色，即表示可能有三萜类化合物。

（2）三氯甲烷-浓硫酸反应　取乙醇提取液 2ml，置于小瓷蒸发皿中，于水浴上蒸干，残留物加三氯甲烷1ml溶解，并转移至小试管中，沿管壁加入浓硫酸1ml，如三氯甲烷层显红色或青色，硫酸层于紫外光灯下观察有绿色荧光，即表示可能有甾体化合物。

12. 检查有机酸类

（1）pH试纸试验　取热水提取液及乙醇提取液，分别用pH试纸检查其pH，如呈酸性，即表示可能有游离羧酸或酚性化合物。

（2）溴酚蓝试验　取乙醇提取液滴于滤纸片上，待干燥后，喷洒0.1%溴酚蓝的70%醋酸溶液，如在蓝色背景上显黄色斑点，即表示可能有有机酸。若斑点不明显，可再喷洒氨水，然后暴露在盐酸蒸气中，背景逐渐由蓝色变黄色，而有机酸斑点仍显蓝色。溴酚蓝变色范围是：3.0（黄色）~4.6（紫色）。

（3）溴甲酚绿试验　取乙醇提取液滴于滤纸片上，等干燥后，喷洒0.04%溴甲酚绿乙醇溶液，如蓝色背景上显黄色斑点，即表示可能有有机酸。溴甲酚绿变色范围是：3.8（黄色）~5.4（蓝色）。

（三）滤纸色谱法

取一张滤纸，在距1.0~1.5cm周围用毛细管点加样品，一张滤纸可同时点6~8个样品，待点样溶剂挥发后，在滤纸处穿入一滤纸芯，然后放在合适的培养皿中，使纸芯与培养皿中的展开剂接触，于滤纸上加盖培养皿盖，进行色谱。当溶剂前沿接近培养皿边缘时，取出滤纸，挥干溶剂后显色，根据样品斑点颜色，可确定样品中的成分。

1. 检查有机酸类

（1）展开剂　95%乙醇。

（2）样品　①热水提取液；②乙醇提取液；③柠檬酸乙醇溶液（对照品）。

（3）显色剂　0.1%溴酚蓝试剂，有机酸斑点呈黄色。

2. 检查挥发油类

（1）展开剂　95%乙醇。

（2）样品　①乙醇提取液；②石油醚提取液。

（3）显色　先观察滤纸上有无油迹斑点，如有油迹斑点，可将滤纸加温烘烤，若油斑消失，则表示有挥发油存在。

（四）各类成分的色谱检查

中药化学成分的预试验除用上述的定性反应外，还可用色谱法进行，它不仅可以减少成分间的相互干扰，分析结果容易判断，还可以根据色谱所用的条件即展开剂的组成、色谱种类以及色斑的比较值（R_f值），初步判断样品中所含化学成分的极性大小和溶解性能，甚至可以通过和标准样品对照，初步确定样品中含有何种化合物。

用色谱法预试各类化学成分的参考色谱条件如下。

1. 生物碱类

（1）氧化铝薄层色谱（中性或碱性）

1）展开剂：①三氯甲烷-甲醇（9∶1）；②苯-乙醇（8∶2）。

2）显色剂：改良碘化铋钾试剂。

（2）硅胶G薄层色谱

1）展开剂：①环己烷-二乙胺（9∶1）；②三氯甲烷-丙酮-二乙胺（5∶4∶1）；③二甲苯-正丁醇-甲醇-二乙胺（40∶40∶6∶2）。

2）显色剂：改良碘化铋钾试剂。

2. 黄酮类化合物

（1）聚酰胺色谱

1）展开剂：水-乙醇-乙酰丙酮（4∶2∶1）。

2）显色剂：于紫外光灯下检视，①氨熏；②1%三氯化铝乙醇溶液。

（2）纸色谱

1）展开剂：正丁醇-醋酸-水（4∶1∶5，上层）。

2）显色剂：于紫外光灯下检视，①氨熏；②1%三氯化铝乙醇溶液。

（3）硅胶G薄层色谱

1）展开剂：乙酸乙酯-丁酮-甲酸-水（5∶3∶1∶1）。

2）显色剂：于紫外光灯下检视，①氨熏；②1%三氯化铝乙醇溶液。

3. 蒽醌类

（1）硅胶G薄层色谱

1）展开剂：①苯-乙酸乙酯（8∶2）；②石油醚-甲酸乙酯-甲酸（15∶5∶1）。

2）显色剂：①氨熏；②5%氢氧化钾乙醇溶液。

（2）纸色谱

1）展开剂：①正丁醇-醋酸-水（4∶1∶5，上层）；②甲苯-醋酸-水（5∶5∶1）。

2）显色剂：①氨熏；②5%氢氧化钾乙醇溶液。

4. 皂苷类

（1）硅胶G薄层色谱

1）展开剂：①正丁醇-乙醇-25%氨水（7∶2∶5）；②三氯甲烷-甲醇-水（65∶35∶10）。

2）显色剂：喷雾10%硫酸乙醇液后于100℃左右加热数分钟。

（2）氧化铝薄层色谱

1）展开剂：①己烷-乙酸乙酯（7∶3）；②苯-乙酸乙酯（7∶3）。

2）显色剂：喷雾10%硫酸乙醇液后于100℃左右加热数分钟。

5. 香豆素类

（1）硅胶G薄层色谱

1）展开剂：①甲苯-甲酸乙酯-甲酸（5∶4∶1）；②石油醚-乙酸乙酯（5∶1）。

2）显色剂：于紫外光灯下检视，重氮化试剂。

（2）纸色谱

1）展开剂：正丁醇-醋酸-水（4∶1∶5，上层）。

2）显色剂：于紫外光灯下检视，重氮化试剂。

6. 氨基酸类

（1）纸色谱

1）展开剂：正丁醇-醋酸-水（4∶1∶5，上层）。

2）显色剂：茚三酮试剂。

（2）硅胶G薄层色谱

1）展开剂：正丁醇-醋酸-水（4∶1∶1）。

2）显色剂：茚三酮试剂。

7. 糖类

（1）纸色谱

1）展开剂：乙酸乙酯-吡啶-水（2：1：2）。

2）显色剂：茴香胺-邻苯二甲酸试剂。

（2）硅胶 G 薄层色谱

1）展开剂：①丁酮-醋酸-水（6：1：3）；②乙酸乙酯-甲醇-醋酸-水（12：3：3：2）。

2）显色剂：茴香醛-硫酸试剂。

8. 有机酸类

（1）纸色谱

1）展开剂：正丁醇-醋酸-水（4：1：5，上层）。

2）显色剂：喷雾 0.1%溴酚蓝乙醇液后于 110℃左右加热数分钟。

（2）硅胶 G 薄层色谱

1）展开剂：苯-甲醇-醋酸（79：14：7）。

2）显色剂：喷雾 0.1%溴酚蓝乙醇液后于 110℃左右加热数分钟。

9. 酚类、鞣质

（1）纸色谱

1）展开剂：正丁醇-醋酸-水（4：1：5，上层）。

2）显色剂：1%三氯化铁乙醇溶液。

（2）硅胶 G 薄层色谱

1）展开剂：三氯甲烷-丙酮（9：1）。

2）显色剂：1%三氯化铁乙醇溶液。

10. 强心苷类

（1）硅胶 G 薄层色谱

1）展开剂：①乙酸乙酯-吡啶-水（5：1：4）；②二氯甲烷-甲醇-甲酰胺（80：19：1）。

2）显色剂：碱性 3,5-二硝基苯甲酸试剂。

（2）纸色谱

1）展开剂：正丁醇-醋酸-水（4：1：5，上层）。

2）显色剂：碱性 3,5-二硝基苯甲酸试剂。

11. 挥发油类

硅胶 G 薄层色谱

1）展开剂：①石油醚；②正己烷；③石油醚-乙酸乙酯（95：5）；④正己烷-乙酸乙酯（85：15）。

2）显色剂：喷雾茴香醛-硫酸试剂后，于 105℃加热数分钟。

四、实验说明及注意事项

1. 系统预试结束以后，首先对反应结果明显的成分进行分析判断，做出初步结论。某些反应的结果不十分明显，应处理供试液，再进行检识或再选择一些试剂进行检识。

2. 判断色谱各反应结果时，应进行综合考虑。例如，酚类的检识为阳性反应时，应当考虑简单酚类化合物、鞣质以及黄酮、蒽醌和香豆素等含酚羟基化合物都有可能呈现阳性反应。此时应配合这些化合物的检识反应，才能做出合理的判断。

中药成分十分复杂，在经过水、乙醇、乙酸乙酯、石油醚等溶剂的系统分离后，各溶剂中仍混有多种化合物，进行检识反应时，成分间的相互干扰仍然存在。另外，由于检识反应本身的限制（如反应的灵敏度不高、专属性不强等），通过系统预试，一般只能提供样品中可能含有哪几类化学成分，而不能确定是何种单一的成分。

附　　录

附录一　常用检识试剂的配制方法

(一) 生物碱沉淀试剂

1. 碘化铋钾 (Dragendorff) 试剂　将 8g 次硝酸铋溶于 30% 硝酸（相对密度 1.18）17ml 中，在搅拌下慢慢加碘化钾浓水溶液（27g 碘化钾溶于 20ml 水），静置一夜，取上层清液，加蒸馏水 60ml。

2. 改良碘化铋钾试剂

溶液Ⅰ：将 0.85g 次硝酸铋溶于 10ml 冰醋酸中，加水 40ml。

溶液Ⅱ：将 8g 碘化钾溶于 20ml 水中。

溶液Ⅰ与溶液Ⅱ等量混合，可于棕色瓶中保存较长时间，可做沉淀剂用。如作色谱显色剂用，则取上述混合液 1ml，与 2ml 醋酸和 10ml 水混合即得。

3. 碘化汞钾试剂　将氯化汞 1.36g 和碘化钾 5g 各溶于 20ml 水中，混合后加水稀释至 100ml。可做沉淀试剂用。如作色谱显色剂用，则取上述混合液加入 1/10 体积的 17% 盐酸，喷洒后观察斑点，并于紫外荧光分析灯下检出。

4. 碘-碘化钾 (Wangner) 试剂　将 1g 碘和 10g 碘化钾溶于 50ml 水中，加热，加 2ml 醋酸，再加水稀释至 100ml。可作色谱显色剂，也可作沉淀试剂。

5. 硅钨酸 (Bertrand) 试剂　将 5g 硅钨酸溶于 100ml 水中，加盐酸少量至 pH2 左右。

6. 磷钨酸 (Scheiber) 试剂　将磷钨酸 20g、磷酸（相对密度 1.13）10g 与水 100ml 混溶后，加热煮沸 20 分钟，稍冷后加盐酸至酸性。

7. 磷钼酸 (Sonnenschein) 试剂　将 20g 磷钼酸钠溶于硝酸中，加水稀释成 10% 溶液。

8. 苦味酸 (Hagner) 试剂　取 1g 苦味酸，溶于 100ml 水中。

9. 鞣酸试剂　取鞣酸 1g，加乙醇 1ml，溶解后加水至 10ml。

10. 硫酸铈-硫酸试剂　将 0.1g 硫酸铈混悬于 4ml 水中，加入 1g 三氯醋酸，加热至沸，逐滴加入浓硫酸至澄清。可做沉淀试剂，亦可作色谱的显色剂。作显色剂时，喷洒后于 100℃ 加热至斑点出现，不同的生物碱显不同的颜色。

(二) 糖和苷的检识试剂

1. 碱性酒石酸铜 (费林 Fehling) 试剂

溶液Ⅰ：将结晶硫酸铜 6.93g 溶解于 100ml 的水中。

溶液Ⅱ：将酒石酸钾钠 34.6g 及氢氧化钠 10g 溶于 100ml 水中。

使用时，两液等体积混合，用于检测还原糖。

2. α-萘酚 (莫利许 Molisch) 试剂

溶液Ⅰ：将 α-萘酚 1g 溶解于 10ml 的乙醇中。

溶液Ⅱ：浓硫酸。

使用时，按照步骤分别加入两液。

3. 氨性硝酸银试剂　将硝酸银1g溶于20ml水中，向其中小心滴加适量的氨水，随加随搅拌，至开始产生的沉淀将近全溶为止，过滤。

4. 苯胺-邻苯二甲酸试剂　将苯胺0.93g及邻苯二甲酸1.6g，溶于水饱和的正丁醇100ml中。如果作色谱的显色剂，则在喷后105℃～110℃烤10分钟，糖显红棕色。

5. 茴香醛-硫酸试剂　将浓硫酸1ml加到含茴香醛0.5ml的乙醇溶液50ml中（临用前新配）。作色谱的显色剂，喷后100℃～105℃加热。

6. 2-去氧糖显色剂

（1）三氯化铁-冰醋酸试剂

溶液Ⅰ：1%三氯化铁水溶液0.5ml，加冰醋酸100ml。

溶液Ⅱ：浓硫酸。

使用时，按操作分别加入两液。

（2）呫吨氢醇-冰醋酸试剂　将10mg呫吨氢醇溶于含1%盐酸的冰醋酸100ml中。

（三）酚类检识试剂

1. 三氯化铁试剂　5%的三氯化铁水溶液或乙醇溶液。作色谱显色剂时，再加盐酸少许，喷雾。

2. 三氯化铁-铁氰化钾试剂

溶液Ⅰ：2%三氯化铁水溶液。

溶液Ⅱ：1%铁氰化钾水溶液。

应用时两液等量混合或分别滴加。

3. 香草醛-盐酸试剂　将0.5g香草醛溶于50ml盐酸中。

4. 重氮化试剂

溶液Ⅰ：将对硝基苯胺0.35g溶于5ml浓盐酸中，加水稀释至50ml。

溶液Ⅱ：将5g亚硝酸钠溶于50ml水中。

临用时，应同时取两液等量在冰水浴中混合使用。

5. 4-氨基安替比林-铁氰化钾（Emerson）试剂

溶液Ⅰ：2% 4-氨基安替比林乙醇液。

溶液Ⅱ：8%铁氰化钾水溶液。

使用时按操作步骤分别加入。做色谱显色剂时，先喷洒Ⅰ，再喷洒Ⅱ，最后用氨气熏之。

6. Gibb试剂

溶液Ⅰ：0.5% 2,6-二氯苯醌-4-氯亚胺的乙醇液。

溶液Ⅱ：硼酸-氯化钾-氢氧化钾缓冲液（pH=9.4）。

（四）黄酮类检识试剂

1. 盐酸镁粉试剂　浓盐酸和镁粉按操作步骤分别加入。

2. 三氯化铝试剂　2%三氯化铝乙醇或甲醇液。

3. 醋酸镁试剂　1%醋酸镁甲醇溶液。作色谱显色剂时，喷洒后90℃加热5分钟，日光或紫外灯光下观察。

4. 碱式醋酸铅（或醋酸铅）试剂　饱和碱式醋酸铅（或醋酸铅）水溶液。作色谱显色剂时，喷洒后观察荧光斑点。

5. 氢氧化钾试剂　10%氢氧化钾水溶液。做色谱显色剂时，喷洒后于日光和紫外灯下观察斑点。

6. 氢氧化锆试剂 2%氢氧化锆甲醇溶液。

7. 锆-枸橼酸试剂

溶液Ⅰ：2%氢氧化锆甲醇溶液。

溶液Ⅱ：2%枸橼酸甲醇溶液。

使用时按操作步骤分别加入。

（五）蒽醌类检识试剂

氢氧化钾试剂、醋酸镁试剂、碱式醋酸铅试剂、硼酸试剂、1%硼酸水溶液、浓硫酸试剂和对-亚硝基二甲苯胺试剂（0.1% 对-亚硝基二甲苯胺的吡啶溶液）。

（六）香豆素类、内酯类检识试剂

1. 异羟肟酸铁试剂

溶液Ⅰ：新鲜配制的1mol/L羟胺盐酸盐的甲醇溶液。

溶液Ⅱ：1.1mol/L氢氧化钾的甲醇溶液。

溶液Ⅲ：1g三氯化铁溶于1%盐酸100ml中。

使用时按Ⅰ、Ⅱ和Ⅲ三液顺序滴加或Ⅰ和Ⅱ两液等量混合滴加后再加Ⅲ液。

作色谱显色剂时，将Ⅰ和Ⅱ两液按1∶2比例混合，滤出氯化钾沉淀，用滤液喷洒后，再喷Ⅲ液。

2. 内酯环的开环闭环试剂

溶液Ⅰ：1%氢氧化钠水溶液。

溶液Ⅱ：2%盐酸溶液。

应用时，按操作步骤滴加。

3. 重氮化试剂 见酚类检识试剂4。

4. 间硝基苯试剂 2%间硝基苯乙醇液。

5. 4-氨基安替比林-铁氰化钾试剂 见酚类检识试剂5。

（七）强心苷检识试剂

1. 碱性亚硝酰铁氰化钠（Legal）试剂

溶液Ⅰ：吡啶。

溶液Ⅱ：0.5%亚硝酰铁氰化钠水溶液。

溶液Ⅲ：10%氢氧化钠水溶液。

应用时按操作步骤分别加入。

2. 碱性3,5-二硝基苯甲酸（Kedde）试剂

溶液Ⅰ：2% 3,5-二硝基苯甲酸甲醇液。

溶液Ⅱ：1mol/L氢氧化钠水溶液。

应用时按操作步骤分别加入。

3. 碱性苦味酸（Baljet）试剂

溶液Ⅰ：1%苦味酸水溶液。

溶液Ⅱ：10%氢氧化钠水溶液。

应用前两液以9∶1混合。

4. 氯胺T-三氯醋酸试剂

溶液Ⅰ：3%氯胺T水溶液（新鲜配制）。

溶液Ⅱ：25%三氯醋酸乙醇溶液（能保存数天）。

应用前两液以 1∶4 混合。作色谱显色剂时，于喷洒后 110℃加热 7 分钟，紫外灯下观察。

（八）皂苷检识试剂

1. 醋酐-浓硫酸（Liebermann-Burchard）试剂

溶液Ⅰ：醋酐。

溶液Ⅱ：浓硫酸。

应用时按操作步骤进行。

2. 三氯甲烷-浓硫酸（Salkowski）试剂

溶液Ⅰ：三氯甲烷。

溶液Ⅱ：浓硫酸。

应用时按操作步骤进行。

3. 2%红细胞混悬液（溶血试验试剂） 新鲜兔血（由心脏或耳静脉取血）适量，用洁净小毛刷（或竹签）迅速搅拌，除去纤维蛋白，用生理盐水反复离心洗涤至上清液无色后，量取沉淀的红细胞，加入生理盐水配成 2%混悬液，贮于冰箱中备用（可贮存 2~3 天）。

（九）甾体和三萜类检识试剂

1. 三氯甲烷-浓硫酸试剂 见皂苷检识试剂 2。

2. 醋酐-浓硫酸试剂 见皂苷检识试剂 1。

3. 三氯化锑（Carr-Price）试剂 将三氯化锑 25g 溶于 75g 三氯甲烷中（亦可用三氯化锑的三氯甲烷或四氯化碳饱和溶液）。

作色谱显色剂时，喷洒后 100℃加热 15 分钟，于紫外灯下观察荧光。

4. 五氯化锑试剂 五氯化锑和三氯甲烷（或四氯化碳）按 1∶4 在临用前配制。

作色谱显色剂时，喷洒后 120℃加热至斑点出现，并于紫外灯下观察。

5. 间-二硝基苯试剂

溶液Ⅰ：2%间-二硝基甲苯乙醇溶液。

溶液Ⅱ：14%氢氧化钾乙醇溶液。

应用前两液等量混合。

6. 三氯醋酸（Tschugaev）试剂 将 3. 3g 三氯醋酸溶于 10ml 三氯甲烷，再加入1~2 滴过氧化氢溶液。

7. 香草醛-浓硫酸试剂 1%香草醛的 60%硫酸液［或将香草醛 0. 5g 溶于 100ml 硫酸-乙醇（4∶1）混合液中］。

作色谱显色剂时，喷洒后 120℃加热观察。

（十）氰苷检识试剂

1. 苦味酸酸钠试剂 取适当大小的滤纸条，浸入苦味酸饱和水溶液，浸透后取出晾干，再浸入 10%碳酸钠水溶液中，迅速取出晾干即得。

2. 亚铁氰化铁（普鲁士蓝）试剂

溶液Ⅰ：10%氢氧化钠溶液。

溶液Ⅱ：10%硫酸亚铁水溶液（临用时配制）。

溶液Ⅲ：10%盐酸。

溶液Ⅳ：5%三氯化铁溶液。

应用时按操作步骤进行。

（十一）氨基酸、蛋白质检识试剂

1. 双缩脲（Biuret）试剂

溶液Ⅰ：1%硫酸铜溶液。

溶液Ⅱ：40%氢氧化钠溶液。

应用前两液等量混合。

2. 茚三酮（Ninhydrin）试剂 将0.3g茚三酮溶于正丁醇100ml中，加醋酸3ml（或将0.2g茚三酮溶于100ml乙醇或丙酮）。作色谱显色剂时，喷洒后110℃加热至斑点出现。

3. 吲哚醌（Isatin）试剂 0.2%吲哚醌丙酮溶液并含4%醋酸（或将1%吲哚醌丙酮溶液100ml，加醋酸10ml）。作色谱显色剂时，喷洒后于100℃～110℃加热10分钟。

4. 酸性蒽醌紫（Solway Purple）试剂 0.05%酸性蒽醌紫溶液100ml加0.5ml硫酸。

5. 鞣酸试剂 见生物碱有关内容。

（十二）有机酸检识试剂

1. 溴酚蓝试剂 0.1%溴酚蓝乙醇液。

2. 溴甲酚绿试剂 0.05%溴甲酚绿乙醇液

3. 芳香胺-还原糖试剂 将苯胺5g和木糖5g溶于50%乙醇溶液100ml中。

（十三）鞣质检识试剂

1. 氧化钠-明胶试剂 将10g氧化钠和1g明胶，加水至100ml。

2. 咖啡碱等生物碱试剂 0.1%咖啡碱水溶液。

3. 对甲基苯磺酸试剂 20%对甲基苯磺酸三氯甲烷溶液。作色谱显色剂时，喷洒后100℃加热数分钟，紫外灯下观察。

4. 铁铵明矾试剂 将硫酸铁铵结晶1g，加水至100ml。

5. 醋酸铅试剂 见黄酮类检识试剂4。

6. 三氯化铁试剂 见酚类检识试剂1。

7. 三氯化铁-铁氰化钾试剂 见酚类检识试剂2。

8. 4-氨基安替比林-铁氰化钾试剂 见酚类检识试剂5。

9. 香草醛-盐酸试剂 见酚类检识试剂3。

（十四）其他检识试剂

1. 荧光素-溴试剂

溶液Ⅰ：0.1%荧光素乙醇溶液。

溶液Ⅱ：5%溴的四氯化碳溶液。

喷洒Ⅰ液后，用Ⅱ液熏，用于检查不饱和化合物。

2. 重铬酸钾-硫酸试剂 将5g重铬酸钾溶于100ml 40%硫酸中。用于检查一般有机物。

3. 碘试剂

方法Ⅰ：碘蒸气熏。

方法Ⅱ：0.5%碘的三氯甲烷溶液，喷洒。

4. 硫酸液 5%浓硫酸乙醇液，或15%浓硫酸-正丁醇液或浓硫酸-醋酸（1∶1）。

5. 碱性高锰酸钾试剂

溶液Ⅰ：1%高锰酸钾溶液。

溶液Ⅱ：5%碳酸钠溶液。

应用时取两液等体积混合。用于检查还原性物质。

6. 2,4-二硝基苯肼试剂 0.2% 2,4-二硝基苯肼 2mol/L 盐酸溶液或 0.5% 2,4-二硝基苯肼甲醇溶液，并加 1ml 25%盐酸。

7. 四唑蓝试剂

溶液Ⅰ：0.5%四唑蓝甲醇溶液。

溶液Ⅱ：6mol/L 氢氧化钠溶液。

8. 甲醛-硫酸试剂 将 0.2ml 37%甲醛溶液溶于 10ml 浓硫酸中。用于检查多环芳香族化合物。

9. 硝酸银-高锰酸钾试剂

溶液Ⅰ：临用前将 0.1mol/L 硝酸银，2mol/L 氢氧化铵和 2mol/L 氢氧化钠以1：1：2混合即得。

溶液Ⅱ：将 0.5g 高锰酸钾和 1g 碳酸钠溶于 100ml 水中即得。

应用前将两液体等体积混合。用于检查还原性物质。

附录二　常用溶剂的主要物理常数及性能

名称	英文名称	分子式	结构式	相对分子质量	物理形态/毒性	熔点/℃	沸点/℃	闪点/℃	折光率	密度	溶解度
甲醇	methanol	CH_4O	CH_3OH	32.04	无色液体/有毒，神经视力损害	-97.7	64.7	11	-	0.7913_4^{20}	misc aq, alc, eth, chl
乙醇	ethanol	C_2H_6O	CH_3CH_2OH	46.07	无色液体/微毒，麻醉	-117.3	78.5	13	1.3611^{20}	0.7894_4^{20}	misc aq, alc, eth, chl
乙醚	ethoxyethane/ diethyl ether	$C_4H_{10}O_2$	$(CH_3CH_2)_2O$	74.12	无色液体/麻醉性能	-116.3	34.6	-45	1.3527^{20}	0.7134_4^{20}	6 aq (100); misc alc, eth, chl
丙酮	acetone/propanone	C_3H_6O	$CH_3\overset{O}{\overset{\|}{C}}CH_3$	58.08	无色液体/微毒，麻醉	-95.35	56.2	-20	1.3591^{20}	0.7908_4^{20}	misc aq, alc, chl, DMF
乙酸	acetic acid/ ethanoic acid	$C_2H_4O_2$	CH_3COOH	60.05	无色液体/低毒，刺激	16.7	117.9	39 (CC)	1.3718^{20}	1.0492_4^{20}	misc aq, alc, eth, CCl_4
乙酸酐	acetic anhydride	$C_4H_6O_2$	$CH_3\overset{O}{\overset{\|}{C}}O\overset{O}{\overset{\|}{C}}CH_3$	102.09	无色液体/低毒，刺激	-73.1	140.0	54 (CC)	1.3904^{20}	1.0820_4^{20}	s eth, chl; slowly s aq
二氧六环	1, 4-dioxane	$C_4H_8O_2$	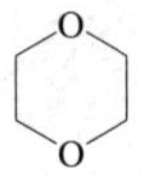	88.11	无色液体	11.8	101.2	12	1.4224^{20}	1.0329_4^{20}	misc aq, alc, eth, chl, bz, PE
苯	benzene	C_6H_6	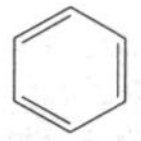	78.12	无色液体/中毒；神经，造血损害	5.5	80.1	-11 (CC)	1.5011^{20}	0.8787_4^{20}	0.17 aq; misc most org solv

续表

名称	英文名称	分子式	结构式	相对分子质量	物理形态/毒性	熔点/℃	沸点/℃	闪点/℃	折光率	密度	溶解度
甲苯	methyl benzene/toluene	C_7H_8	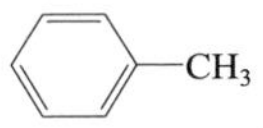	92.14	无色液体/剧毒；刺激；神经损害	-94.9	110.6	4	1.4960^{20}	0.8660_4^{20}	misc aq，alc，eth，chl；0.067 aq
三氯甲烷	Trichloronmethane chloroform	$CHCl_3$	$CHCl_3$	119.39	无色液体/强麻醉，易转变光气	-63.6	61.1		1.4459^{20}	1.4832_4^{20}	0.50 aq；misc alc，eth，bz，PE，CCl_4
二氯甲烷	dichloro-methane	CH_2Cl_2	CH_2Cl_2	84.93	无色液体/中毒，麻醉	-95	40	none	1.4246^{20}	1.3265_4^{20}	1.3 aq；misc alc，eth
四氯化碳	carbon tetrachloride	CCl_4	CCl_4	153.82	无色液体/中毒；心，肝，肾损害	-22.99	76，54	none	1.4607^{20}	1.5940_4^{20}	0.05 aq；misc alc，eth，bz，PE，CS_2，chl
乙酸乙酯	ethyl acetate	$C_4H_8O_2$	$CH_3\overset{O}{\overset{\parallel}{C}}OC_2H_5$	88.11	无色液体/低毒，麻醉	-83.58	77.06	-4	1.3723^{20}	0.9003_4^{20}	9.7 aq；misc alc，acet，chl，eth
四氢呋喃	tetrahydro-furan	C_4H_8O	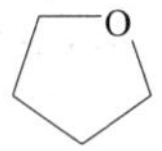	72.11	无色液体/麻醉，肝肾损害	-108.5	65	-14	1.4050^{20}	0.8892_4^{20}	misc aq，alc，eth，PE
二甲亚砜	dimethyl sulfoxide	C_2H_6OS	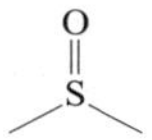	78.13	无色液体/微毒类	18.5	189.0	95	1.4170^{20}	1.101_4^{20}	s alc，acet，bz，chl
乙腈	acetonitrile	C_2H_3N	CH_3CN	41.05	无色液体/中毒，刺激	-44	81.6	6	1.3460^{15}	0.7875_4^{15}	misc aq，acet，alc，chl，eth，EtOAc
吡啶	pyridine	C_5H_5N	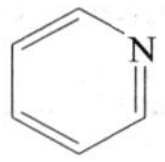	79.10	无色液体/麻醉，刺激，肝肾损害	-41.6	115.2	20	1.5067^{25}	0.9827_4^{25}	misc aq，alc，eth

续表

名称	英文名称	分子式	结构式	相对分子质量	物理形态/毒性	熔点/℃	沸点/℃	闪点/℃	折光率	密度	溶解度
石油醚	petroleum ether	戊烷+正已烷			无色液体/低毒		60-90			0. 63-0. 66	misc bz, eth, chl, CCl_4
石油醚	petroleum ether	戊烷+正已烷			无色液体/低毒		35-60	-49	1.3630^{20}	0. 63-0. 66	misc bz, eth, chl, CCl_4
正丁醇	1-butanol	$C_4H_{10}O$	$C_3H_7CH_2OH$	74. 12	无色液体/低毒；麻醉	-89. 5	117. 7	37	1.3993^{20}	0.8097_4^{20}	7. 4 aq; misc alc, eth
异丙醇	2-propanol	C_3H_8O	$(CH_3)_2CHOH$	60. 10	无色液体/微毒，刺激，视力损害	-89. 5	82. 4	12	1.3772^{20}	0.7855_4^{20}	misc aq, alc, chl, eth
硝基苯	nitrobenzene	$C_6H_5NO_2$	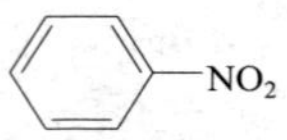	123. 11	无色液体/中毒性	5. 8	210. 8	88	1.5546^{15}	1.205_4^{15}	v s alc, bz, eth
N, N-二甲基甲酰胺	dimethyl formamide	C_3H_7NO	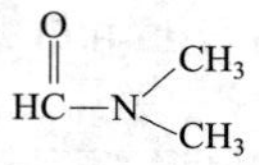	73. 10	无色液体/低毒，刺激	-60. 4	153. 0	57	0.9445_4^{25}	1.4305^{20}	misc aq, alc, bz, eth

*CC-Closed Cup：闪点试验用闭杯；misc-soluble in all proportions（miscible）：可混溶的；aq-aqueous，water：水；alc-alcohol（ethanol usually）：乙醇；bz-benzene：苯；eth-diethyl ether：二乙醚；chl-chloroform：三氯甲烷；acet-acetone：丙酮；PE- petroleum ether：石油醚；s- soluble：可溶的。